まちがいさがしは 脳を瞬間的・総合的に強化できる極めて高

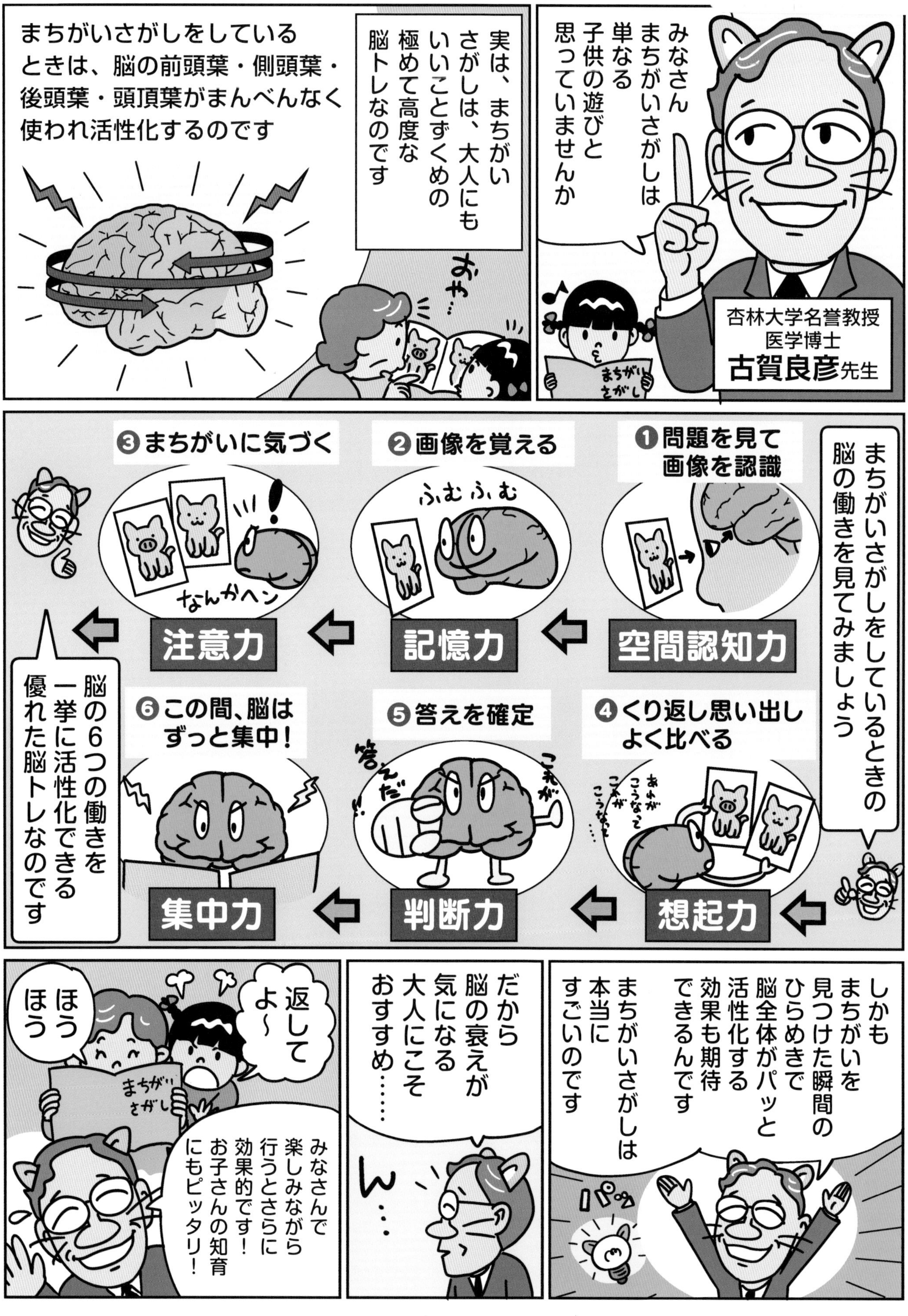

みなさん まちがいさがしは 単なる 子供の遊びと 思っていませんか
杏林大学名誉教授 医学博士 古賀良彦先生
まちがい さがし
実は、まちがいさがしは、大人にも いいことずくめの 極めて高度な 脳トレなのです
まちがいさがしをしているときは、脳の前頭葉・側頭葉・後頭葉・頭頂葉がまんべんなく使われ活性化するのです
おや…
まちがいさがしをしているときの脳の働きを見てみましょう
❶問題を見て画像を認識
空間認知力
❷画像を覚える
ふむふむ
記憶力
❸まちがいに気づく
なんかヘン
注意力
❹くり返し思い出しよく比べる
想起力
❺答えを確定
答えだ!!
これが
判断力
❻この間、脳はずっと集中！
集中力
脳の6つの働きを一挙に活性化できる優れた脳トレなのです
しかも まちがいを 見つけた瞬間の ひらめきで 脳全体がパッと 活性化する 効果も期待 できるんです
まちがいさがしは 本当に すごいのです
パッ
だから 脳の衰えが 気になる 大人にこそ おすすめ……
ん…
返してよ～
ほうほう
まちがい さがし
みなさんで 楽しみながら 行うとさらに 効果的です！ お子さんの知育 にもピッタリ！

「まちがいさがし」は単なる子供の遊びではなく、衰えやすい6大脳力が一挙に強まるすごい脳トレ

本当はすごい「まちがいさがし」

誰もが一度は楽しんだ経験がある「まちがいさがし」。**大人も子供もつい夢中**になってしまう不思議な魅力があることは、よくご存じでしょう。

実は､このまちがいさがし､**単なる「子供の遊び」ではない**ことが、脳科学的に明らかにされつつあります。何を隠そう、**脳のさまざまな部位の働きを瞬間的・総合的に強化できる、極めて高度な脳トレ**であることがわかってきたのです。

普段の生活で**テレビばかりみて**いたり、**ずっとぼんやり**していたりすると、脳はどんどん衰えてしまいます。記憶力が衰えて**物忘れ**が増えたり、集中力が低下して**飽きっぽく**なったり、注意力や判断力が弱まって**うっかりミス**が生じたり、感情をコントロールできなくなって**怒りっぽく**なったり、**やる気が減退**したりしてしまうのです。

そうした脳の衰えを防ぐ毎日の習慣としてぜひ取り入れてほしいのが、まちがいさがしです。脳は大きく４つの領域（前頭葉・頭頂葉・側頭葉・後頭葉）に分けられますが、まちがいさがしを行うと、その**すべての領域が一斉に活性化する**と考えられるからです。

まちがいさがしで出題される絵や写真の視覚情報はまず脳の**後頭葉**で認識され、**頭頂葉**で位置関係や形などが分析されます。次に、その情報は**側頭葉**に記憶されます。その記憶を頼りに、脳のほかの部位と連携しながら、意識を集中させてまちがいを見つけ出すのが、思考・判断をつかさどる脳の司令塔**「前頭葉」**の働きです。

あまり意識することはないと思いますが、まちがいさがしは、**脳の４大領域を効率よく働かせることができる稀有《けう》な脳トレ**でもあるのです。

まちがいさがしをするときの脳の各部位の働き

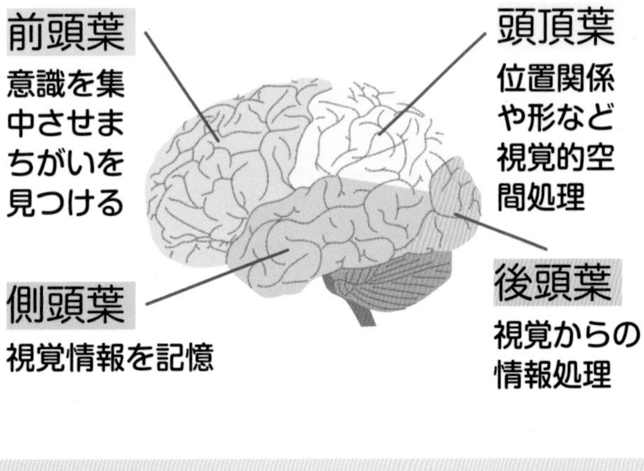
前頭葉
意識を集中させまちがいを見つける
頭頂葉
位置関係や形など視覚的空間処理
側頭葉
視覚情報を記憶
後頭葉
視覚からの情報処理

記憶力など6つの脳力を瞬間強化する高度な脳トレ

まちがいさがしが脳に及ぼす効果について、さらにくわしく見ていきましょう。

まず、まちがいさがしは脳トレのジャンルの中で、**「記憶系」**に分類されます。問題を解くには記憶力が必要になると同時に、まちがいさがしを解くことによって記憶力が強化されるのです。

実際に、２つ並んだ絵や写真からまちがい（相違点）を見つけるには、以下のような脳の作業が必要になってきます。

第一に、２つの絵や写真の細部や全体を視覚情報としてとらえ、一時的に覚える必要が出てきます。ここには**「空間認知」と「記憶」**の働きがかかわってきます。

第二に、直前の記憶を思い起こして、記憶にある視覚情報と今見ている絵や写真との間に相違点がないかに意識を向けていくことになります。ここで**「想起」と「注意」**の働きが必要になります。

第三に、相違点が本当に相違点であると気づくには、確認作業と「**判断**」力が必要になります。

そして、こうした一連の脳の働きを幾度となくくり返すためには、相応の「**集中**」力を要します。

つまり、まちがいさがしを解く過程では、主に**①記憶力（覚える力）**だけでなく、**②集中力（関心を持続する力）**、**③注意力（気づく力）**、**④判断力（正しく認識・評価する力）**、**⑤想起力（思い出す力）**、**⑥空間認知力（物の位置や形状、大きさを認知する力）**という「**6大脳力**」が総動員されるのです。

脳はある意味で筋肉と似ています。何歳になっても、使えば使うほど強化されます。つまり、まちがいさがしは、年とともに衰えやすい「6大脳力」を一挙に強化できる、極めて高度な脳トレだったのです。私が冒頭で「単なる子供の遊びではない」といった理由は、ここにあるわけです。

まちがいを見つけた瞬間
脳全体がパッと活性化

それだけではありません。まちがいさがしが優れているのは、「あ、ここが違う！」と気づいた瞬間に、一種の喜びに似た感覚を伴う「**ひらめき**」が生まれることです。このひらめきがまた、脳にとって最良の刺激になるのです。

新しいアイデアを思いついた瞬間、悩み事が解決した瞬間、何かをついに成し遂げた瞬間など、私たちがひらめきをひとたび感じると気分が高揚し、その瞬間に脳は一斉に活性化するのです。みなさんもこうした経験をしたことがあるでしょう。暗い気持ちがパッと晴れるような、暗闇の中、電球の明かりがパッと光るような、そんな感覚です。

まちがいさがしは、こうした**ひらめきに似た感覚を日常で手軽に体験できる優れた脳トレ**でもあるのです。

本書のまちがいさがしには、1問につき5つのまちがいが隠れています。つまり、ひらめきに似た感覚を体験できるチャンスが、1問につき5回も用意されているのです。

ねこのかわいい表情やしぐさに
ときめきを感じて癒される脳活

まちがいさがしの脳活効果

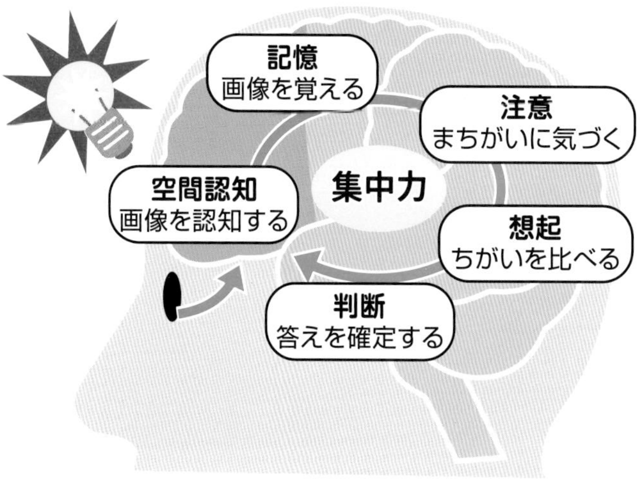
記憶
画像を覚える
注意
まちがいに気づく
空間認知
画像を認知する
集中力
想起
ちがいを比べる
判断
答えを確定する

おまけに、本書のまちがいさがしの題材は、みんな大好きな「**ねこの写真**」。表情豊かなねこたちの愛くるしい瞬間が集められています。

暗いニュースが多い昨今、**かわいさを極めたねこたちの表情やしぐさ**を見るだけで、**思わず顔がほころび、心が癒され、暗い気持ちがフッと軽くなる**のではないでしょうか。イライラや不安などネガティブな感情も、知らないうちに晴れやかで前向きな気分になっているかもしれません。

ねこなどの動物のかわいらしい姿を見ることは、人間の根源的な感情に働きかけて、**気持ちを明るく前向きに整えてくれる不思議な癒し効果**があるように思えてなりません。事実、**認知症の患者さんたちに動物と触れ合ってもらったり、動物の写真を見てもらったりすると、表情がパッと明るくなり、失われていた記憶を取り戻したり、不可解な言動が減ったりすることを、日々の診療でよく経験します。**

まちがいさがしをするときは、ねこたちのフワフワとした毛並みの感触、ゴロゴロとのどを鳴らしながらスヤスヤ眠るようす、どんな鳴き声を発しているのかなど、写真では得られない情報にも**想像**を巡らせてみるのもいいでしょう。脳全体のさらなる活性化につながるはずです。

さらに、まちがいさがしをするときは、一人でじっくり解くのもいいですが、家族や仲間とワイワイ競い合いながら取り組むのもいいでしょう。「ねこってこんな行動をするよね」「ここがかわいいよね」と、**ねこの話に花を咲かせながら取り組むと、自然と円滑なコミュニケーションが生まれ、脳にとってさらにいい効果が期待**できます。

最近、「脳への刺激が足りない」「ついボンヤリしてしまう」「ボーッとテレビばかりみている」……そんな人こそ、まちがいさがしの新習慣を始めてみましょう。めんどうなことは何一つありません。何しろ「にゃんと１分見るだけ！」でいいのですから。それだけで、**記憶力をはじめとする脳の力を瞬時に強化**することにつながるのです。

まだ半信半疑の方は、問題に取り組んでみてください。一とおりクリアするころには、**１分以内にまちがいを探すときの「ドキドキ」と「ワクワク」、そしてねこのかわいさに思わずキュンとしてしまう「ときめき」**で、夢中になっているはずです。**ときめきを感じて癒されながら没頭して脳を活性化できるねこのまちがいさがし**は、まさに最強の脳トレの一つといっていいでしょう。

まちがいさがしの6大効果

空間認知力を強化

物の位置や形状、大きさを正確に把握する脳力が高まるので、物をなくしたり、道に迷ったり、何かにぶつかったり、転倒したり、車の運転ミスをしたりという状況を避けやすくなる。

記憶力を強化

特に短期記憶の力が磨かれ、物忘れをしたり、物をなくしたり、同じ話を何度もしたり、仕事や料理などの作業でモタついたりすることを防ぎやすくなる。

想起力を強化

直前の記憶を何度も思い出す必要があるので想起力が磨かれ、人や物の名前が出てこなくなったり、アレソレなどの言葉が増えたり、会話中に言葉につまったりするのを防ぎやすくなる。

注意力を強化

些細な違いや違和感に気づきやすくなるため、忘れ物や見落としが少なくなり、うっかりミスが防げて、めんどうな家事や仕事もまちがいなくこなせるようになる。

判断力を強化

とっさの判断ができるようになるため、道を歩いているときに車や人をうまく避けられたり、スーパーなどで商品を選ぶときに的確な選択が素早くできたりする。

集中力を強化

頭がさえている時間が長くなり、テレビのニュースや新聞の内容をよく理解できて、人との会話でも聞き逃しが少なくなる。根気が続くようになり趣味や仕事が充実してくる。

●本書のまちがいさがしのやり方●

正

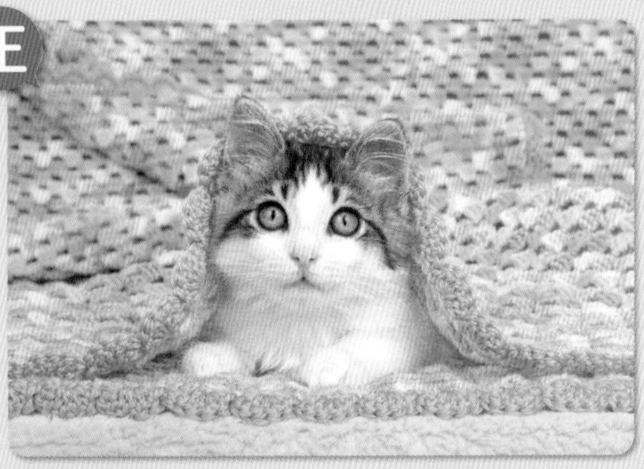

誤

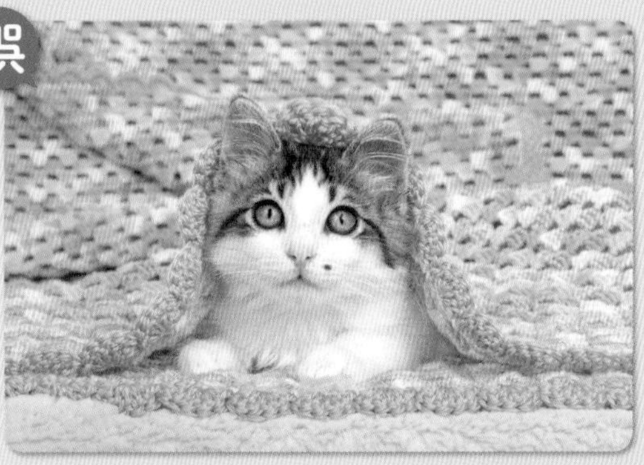

「正」と「誤」を見比べて、まず、１分間にまちがい（相違点）を何個見つけられるか数えてください。１問につきまちがいは5つ隠れています。全部見つけられなかったときは、次に、5つのまちがいをすべて見つけるまでの時間を計測してください。楽しみながら解くのが、脳活効果を高めるコツです。

1 シンクロねこ

そう、
ここで左手を
前にするにゃ

1分で見つけた数	個
全部見つけるまでの時間	分　秒

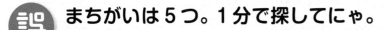

正

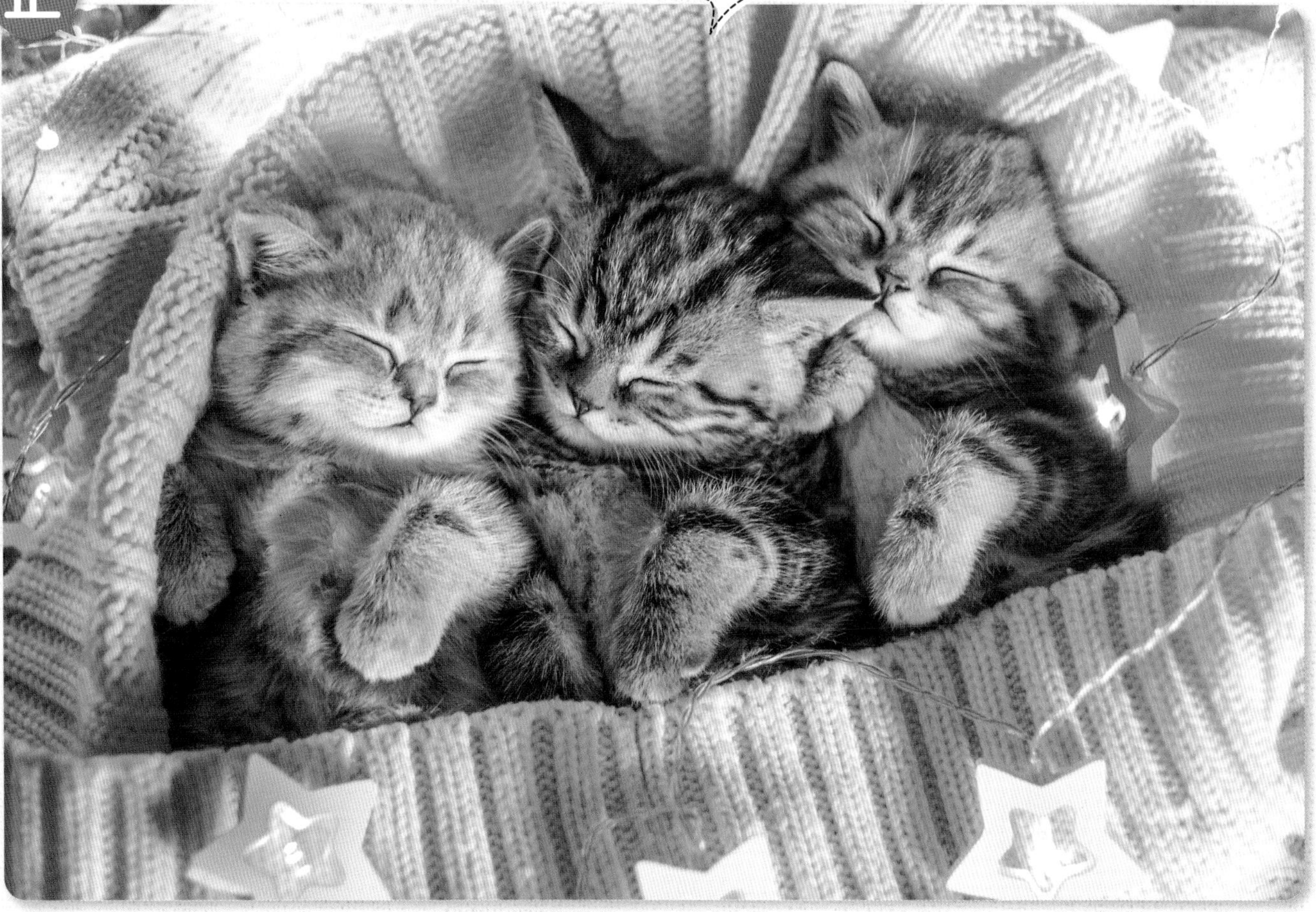

誤　まちがいは5つ。1分で探してにゃ。

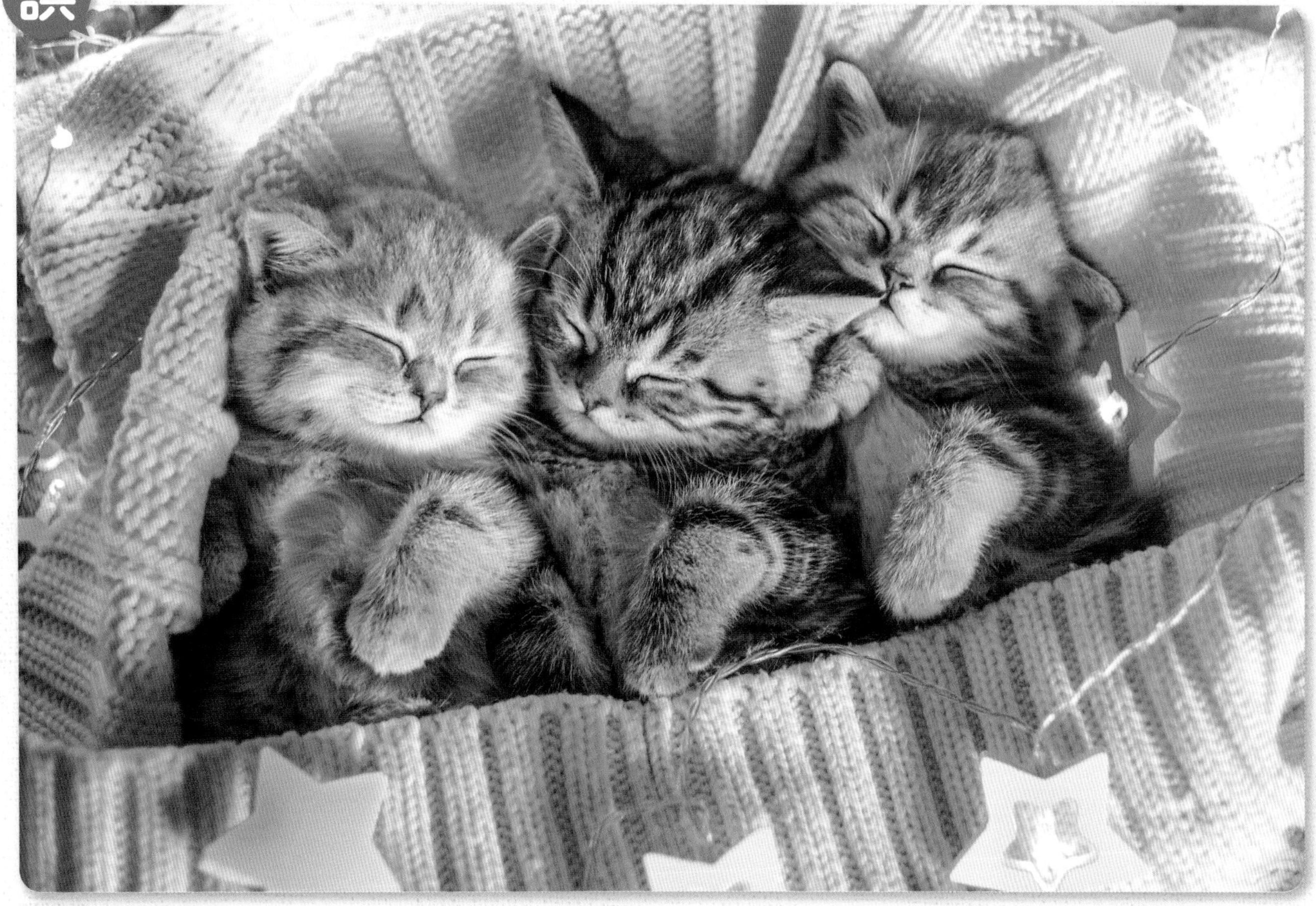

➡解答は64ページ

2 将来鬼退治ねこ

パカッ！ ボクは
まくらから生まれた
まくら太郎！

1分で見つけた数	個
全部見つけるまでの時間	分　秒

正

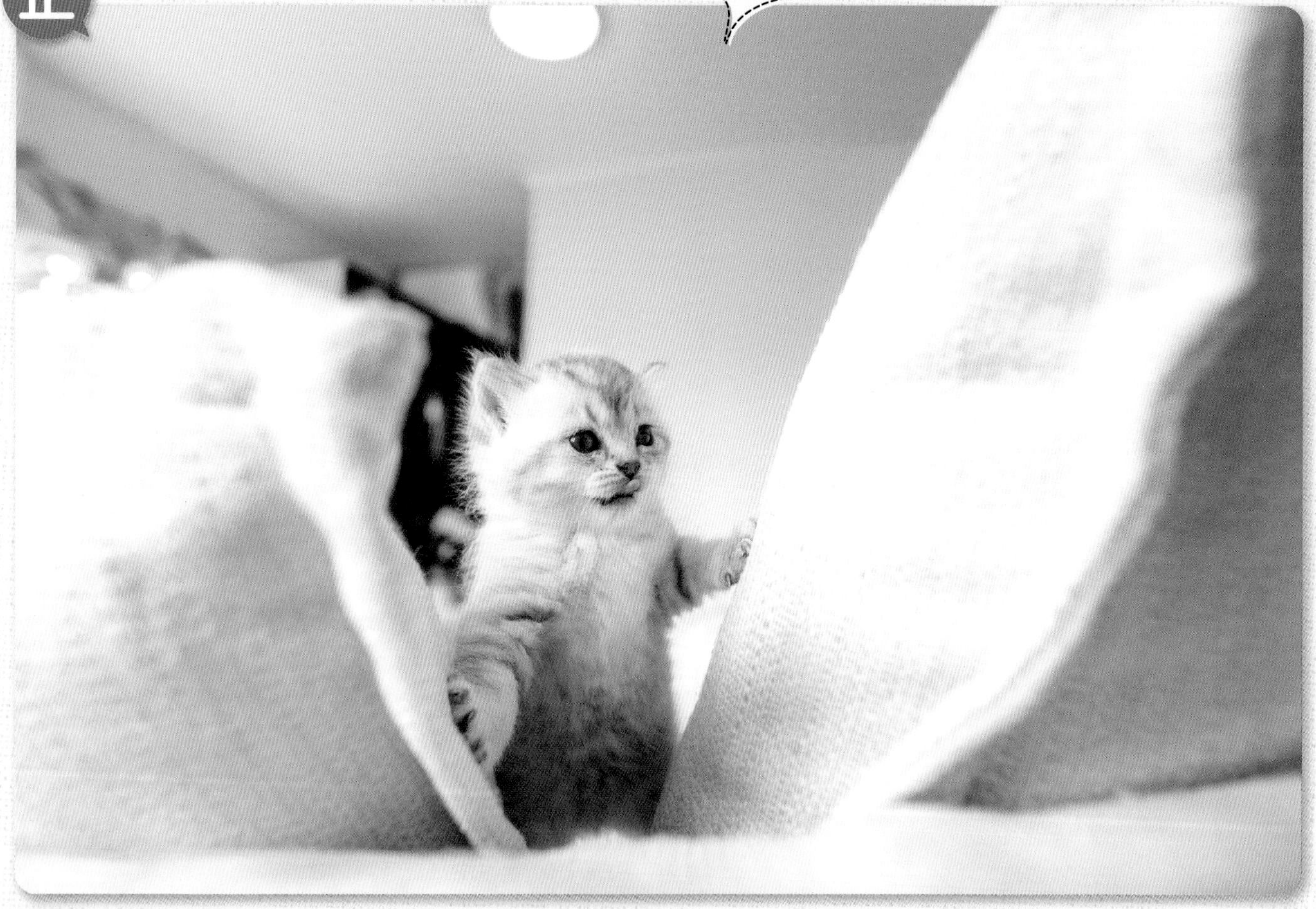

誤

まちがいは５つ。１分で探してにゃ。

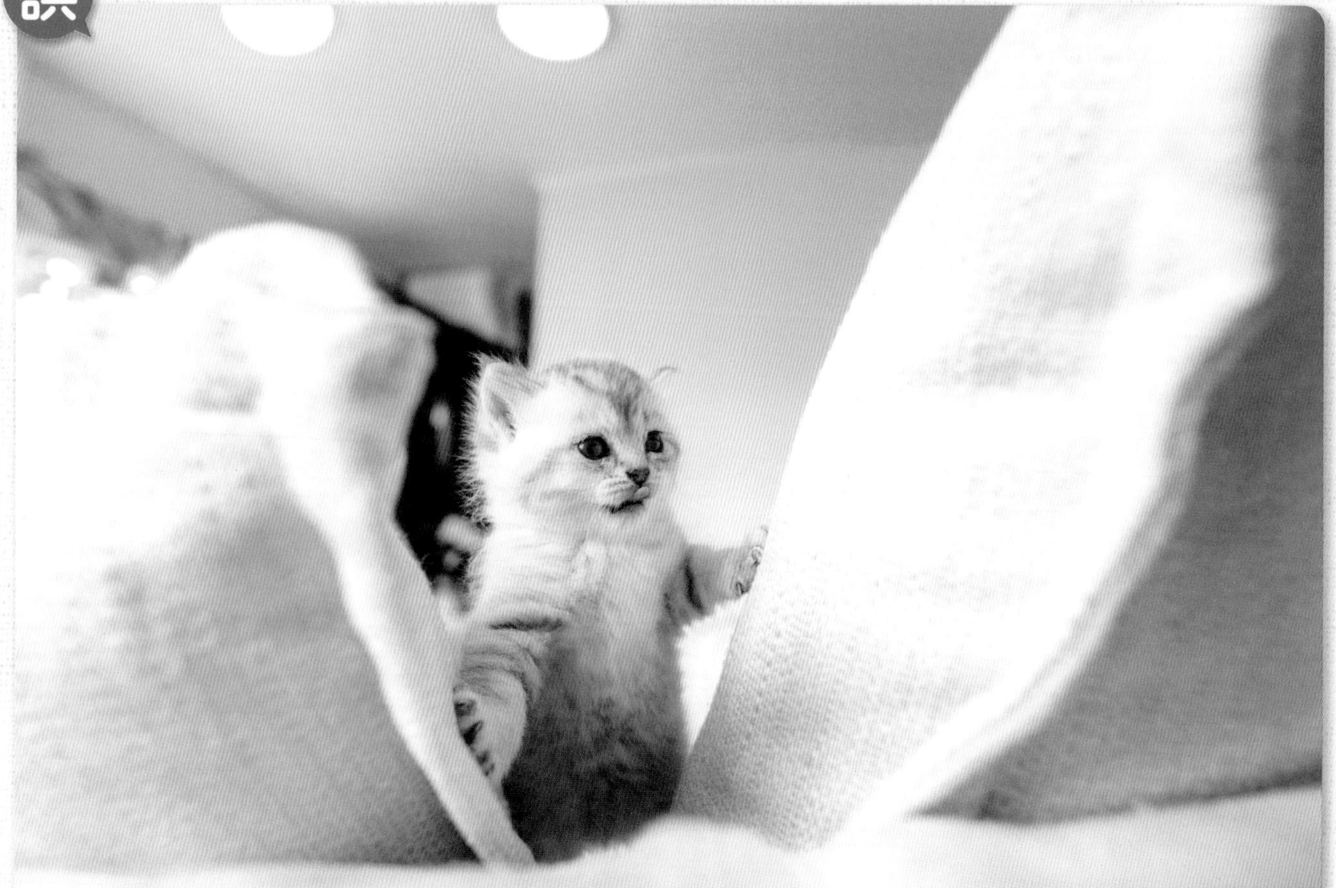

➡解答は64ページ

3

がんばれにゃいねこ

正

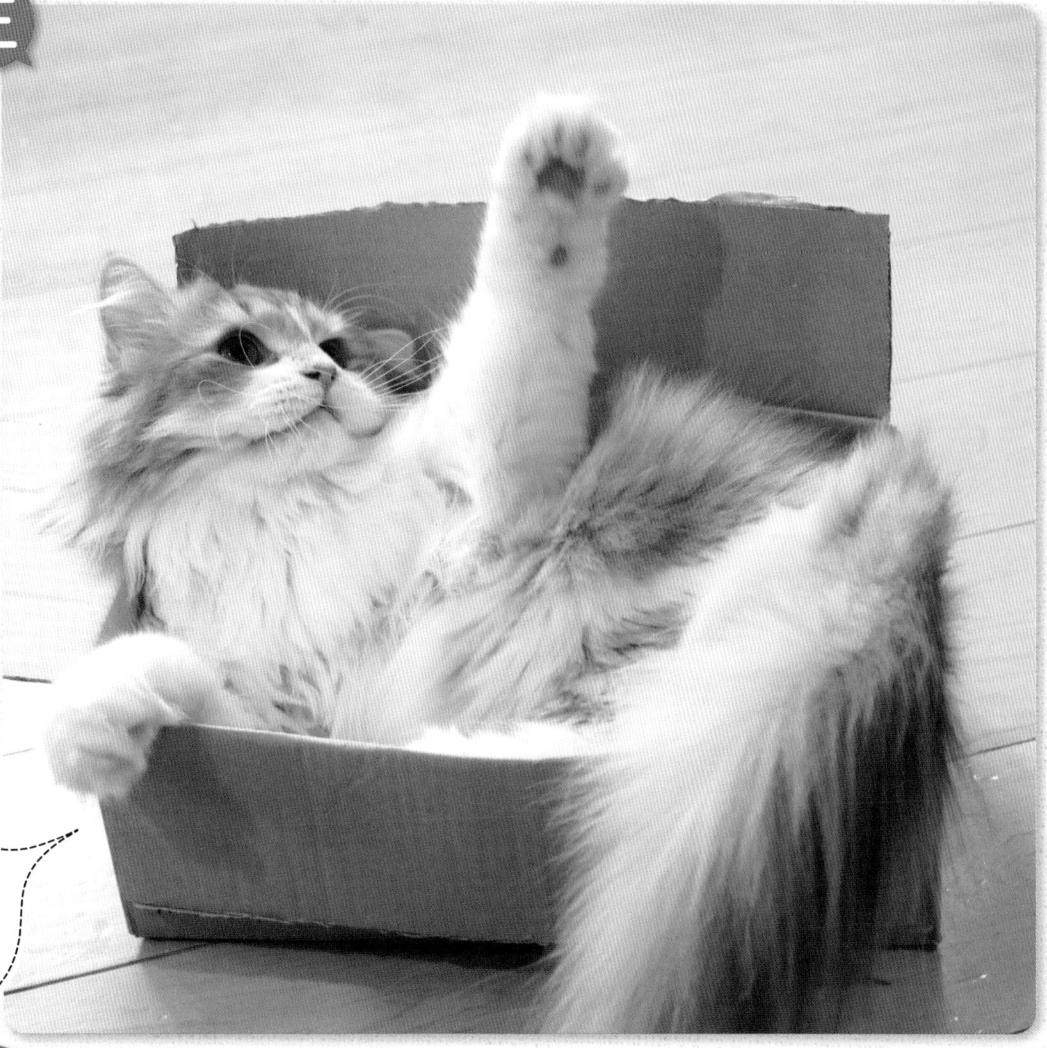

ちょっと疲れちゃって。
全然動けなくてェ…。
あ〜誰かひっぱって〜〜

誤

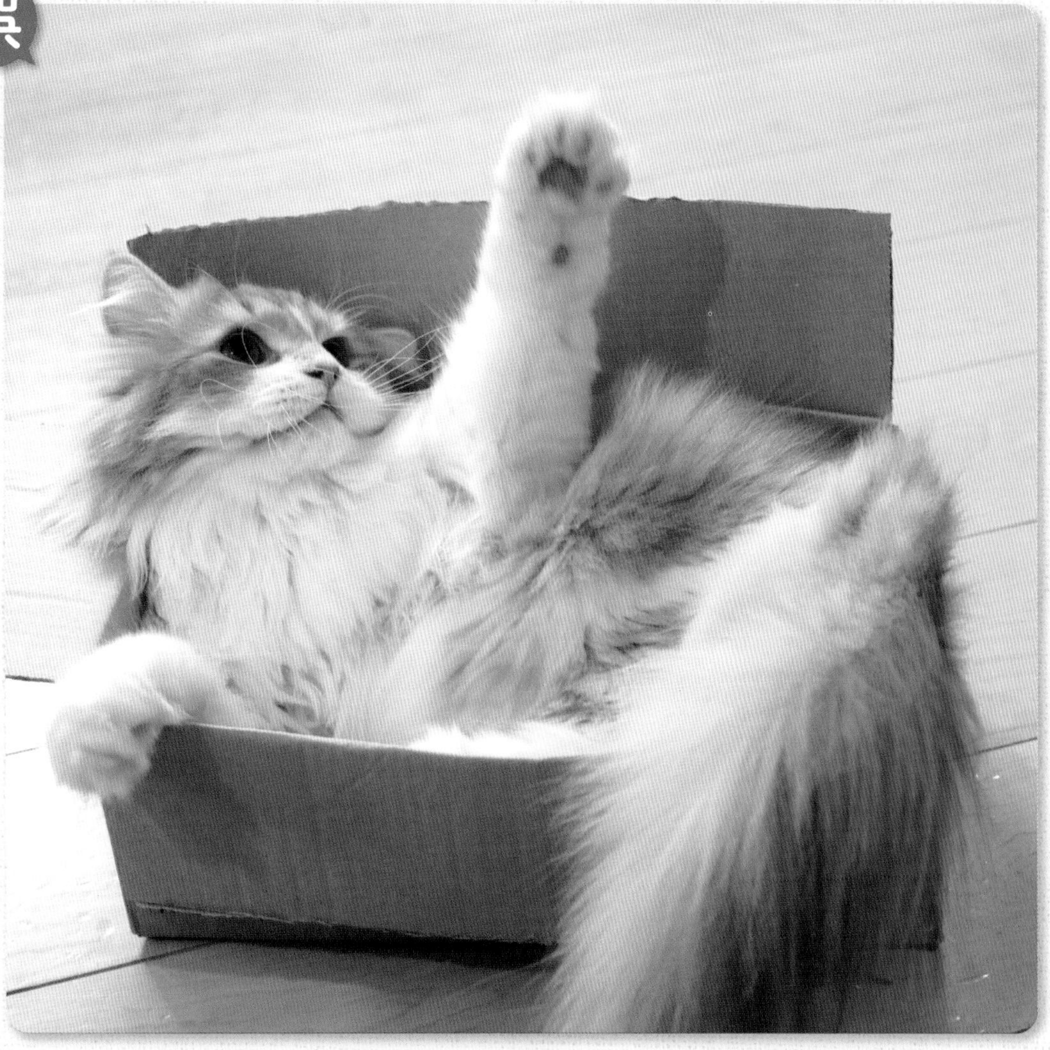

まちがいは5つ。1分で探してにゃ。

1分で見つけた数	個
全部見つけるまでの時間	分　秒

➡解答は64ページ

4 見ぃつけたねこ

あっ…………

1分で見つけた数	個
全部見つけるまでの時間	分　秒

正

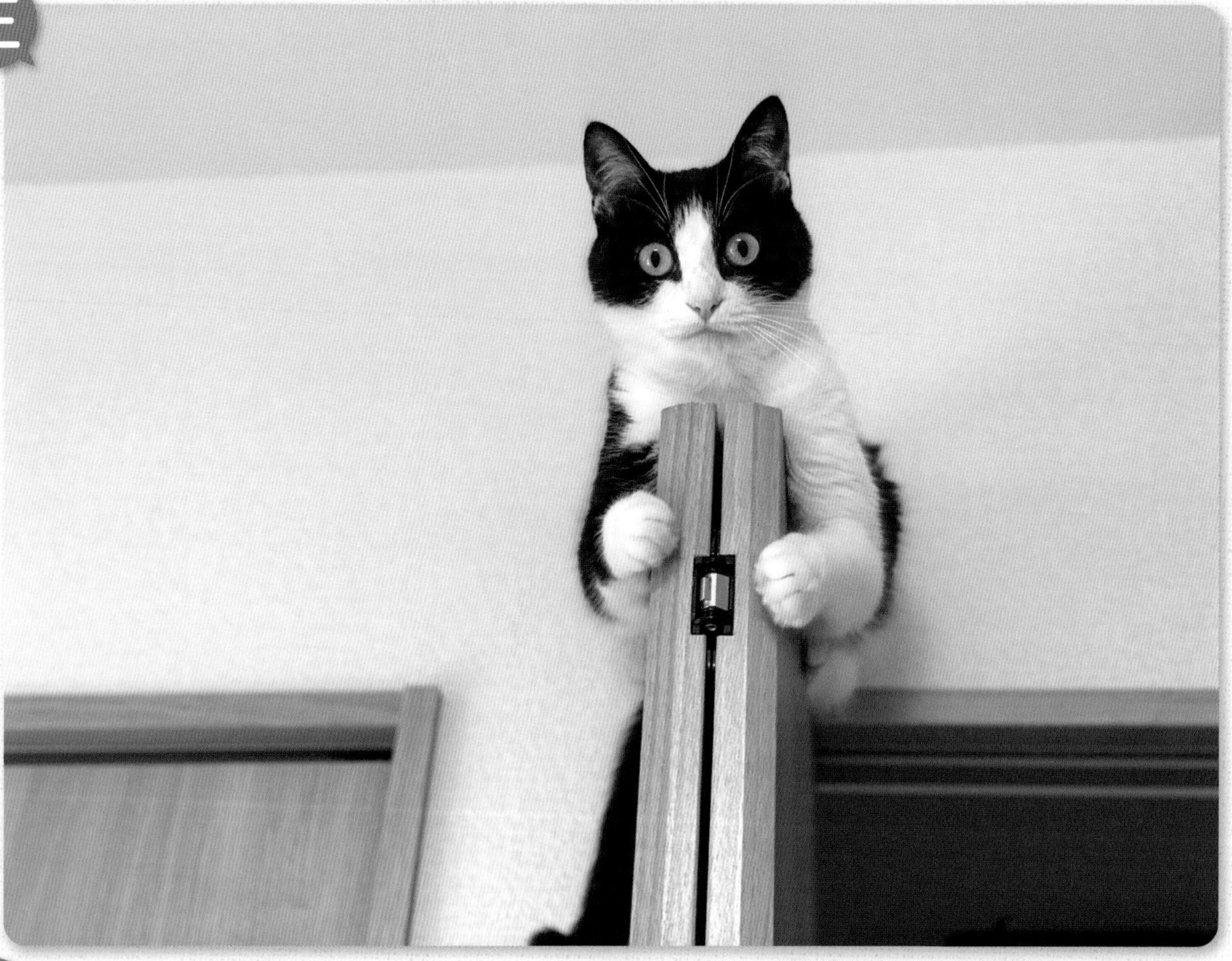

誤

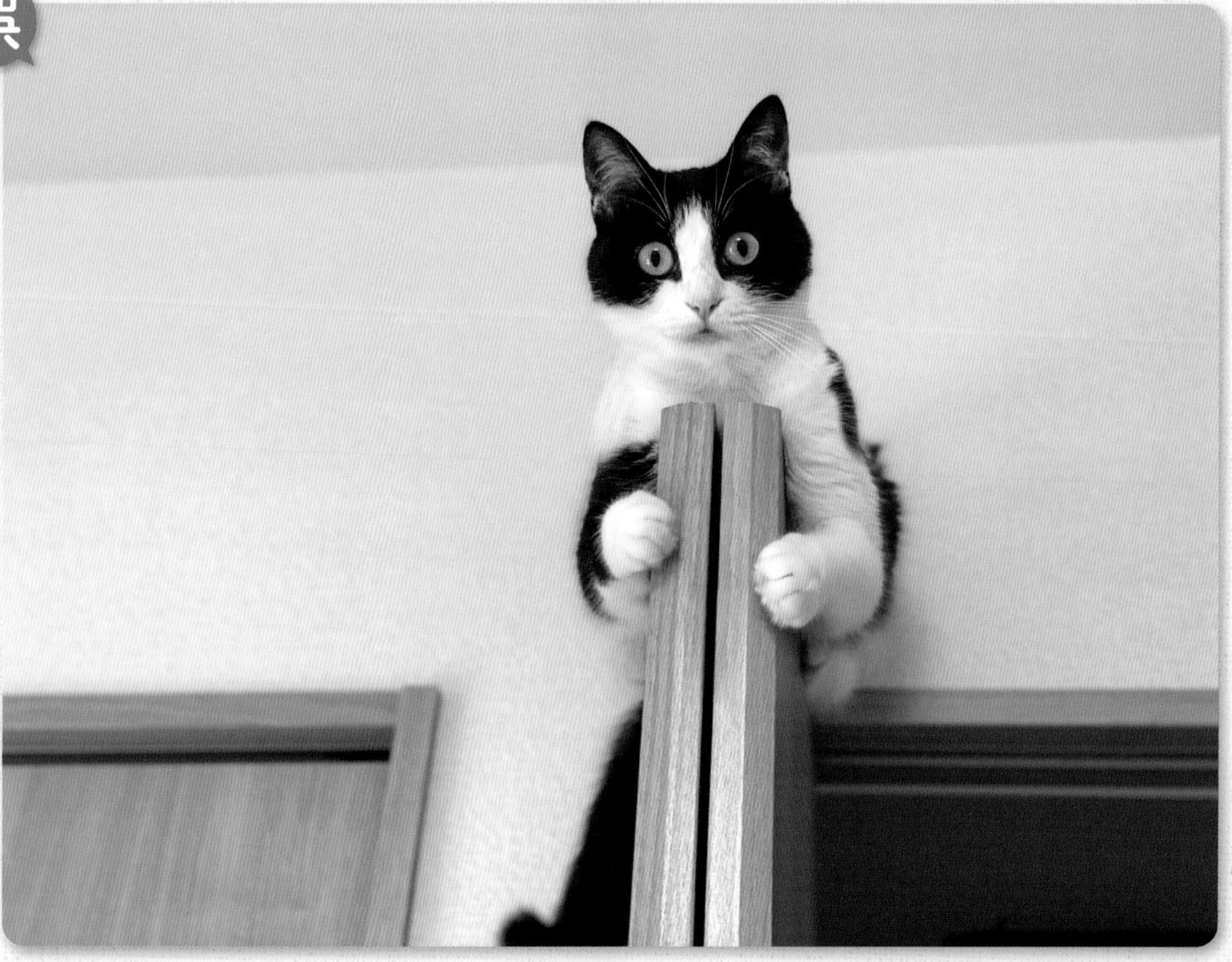

まちがいは5つ。1分で探してにゃ。

➡解答は64ページ

5 才能ねこ

能あるねこは
ツメを隠しながら
研ぐのにゃ

1分で見つけた数	個
全部見つけるまでの時間	分　秒

正

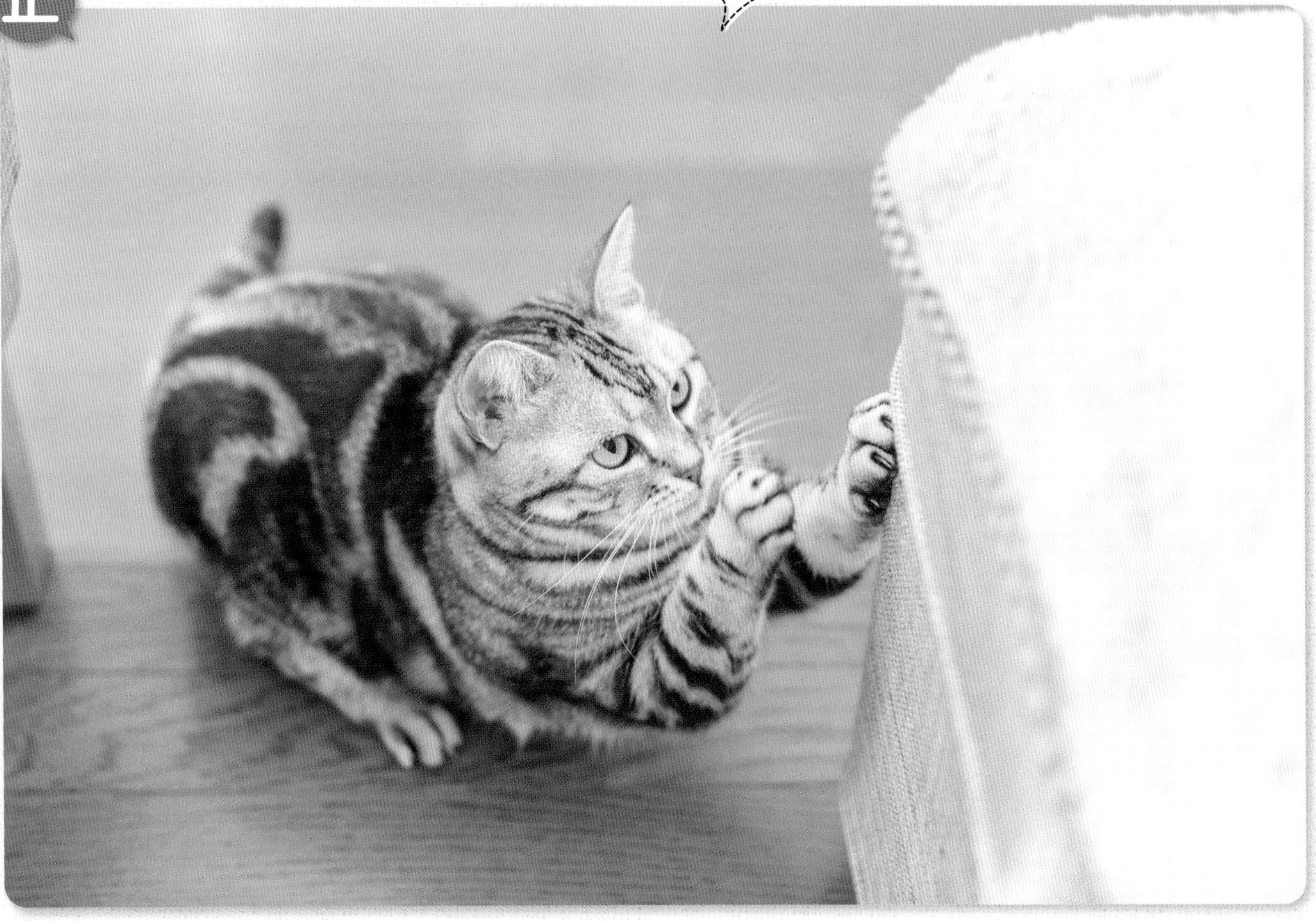

誤　まちがいは５つ。１分で探してにゃ。

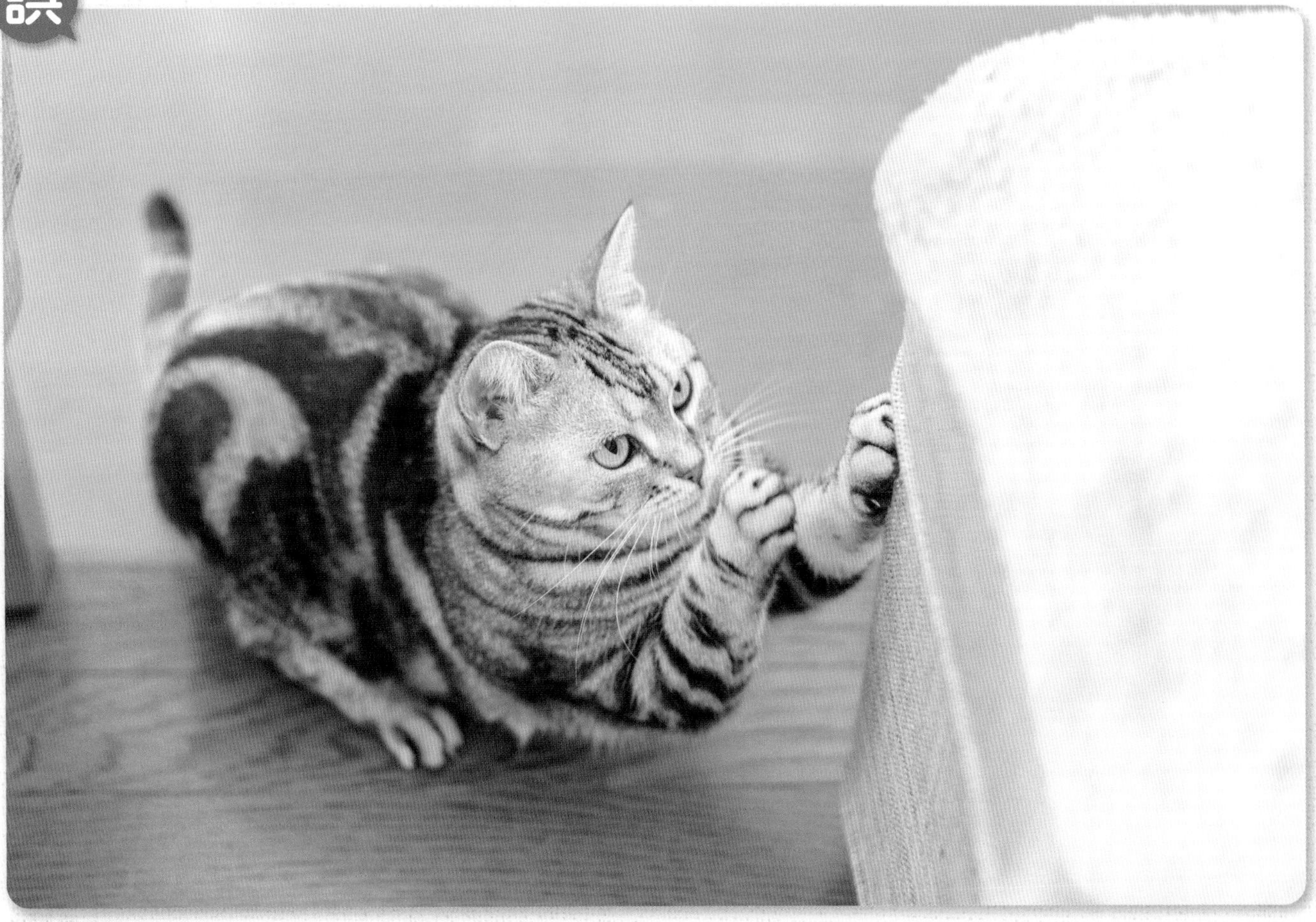

➡解答は64ページ

6 昼下がりねこ

いい番組
やってにゃいなぁ。
はい、チャンネル。
好きにするにゃ

1分で見つけた数	個
全部見つけるまでの時間	分　秒

正

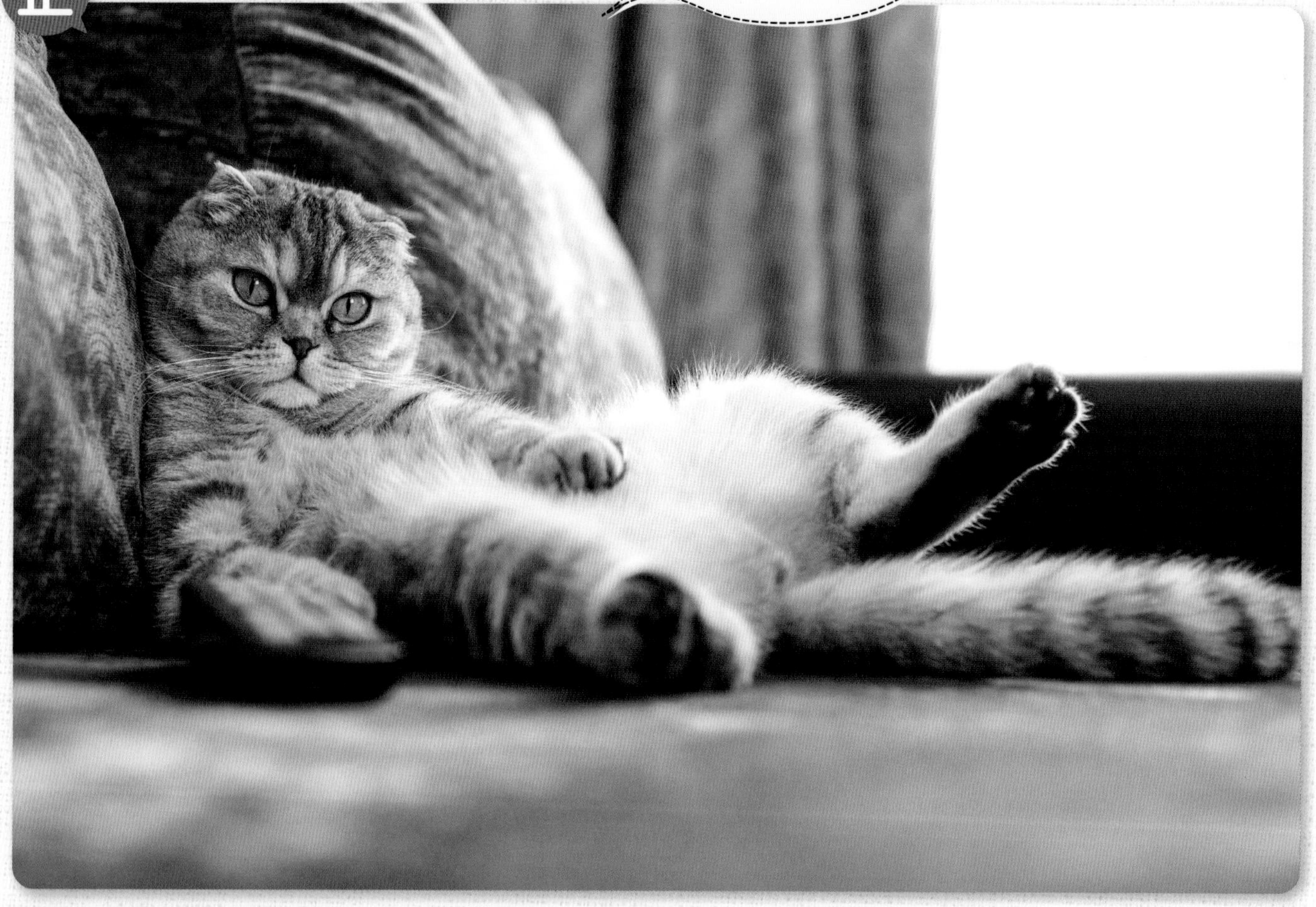

誤　まちがいは5つ。1分で探してにゃ。

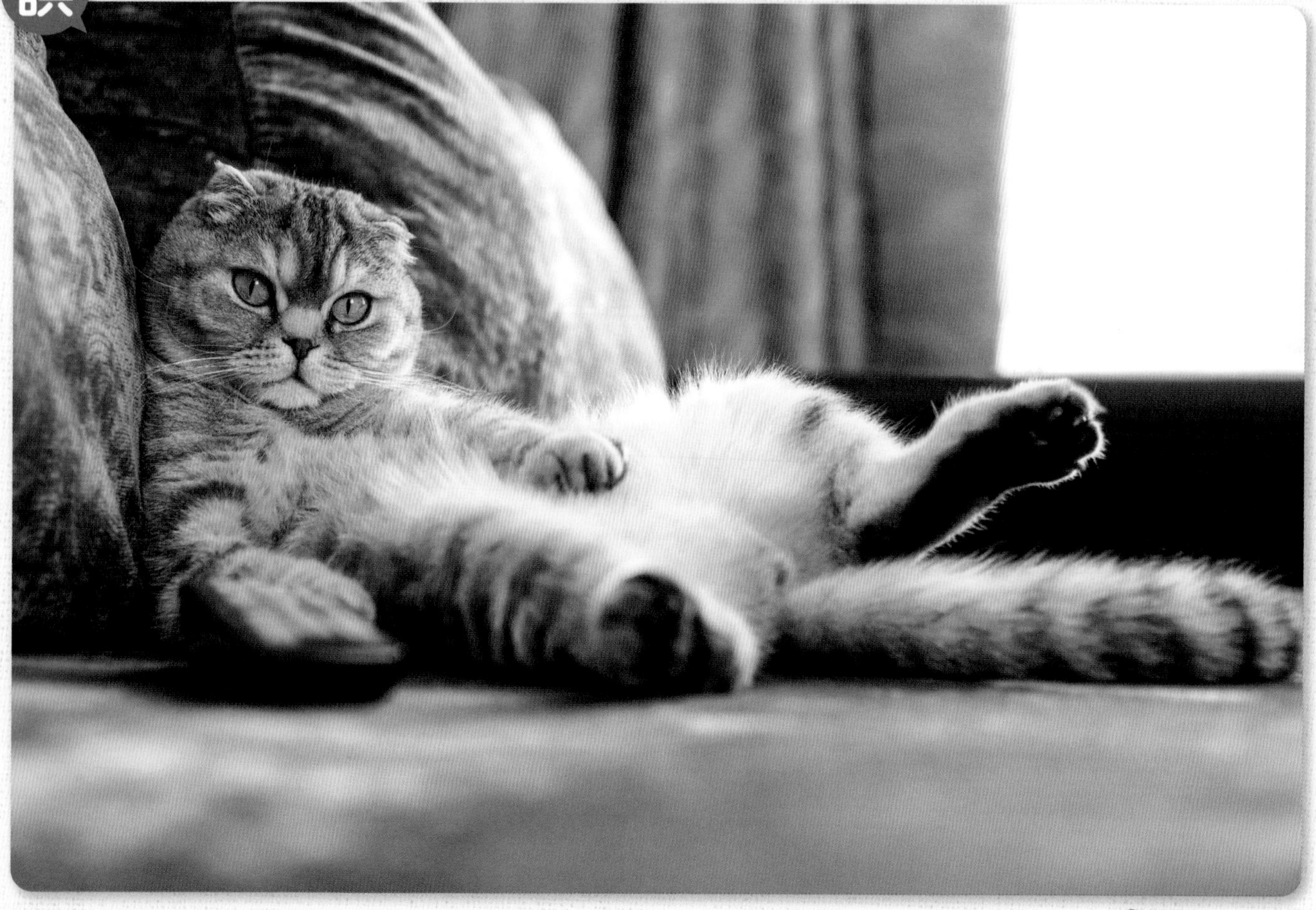

➡解答は64ページ

7 激おこぷんぷんねこ

キーッ！　おふろ嫌いって
何回もいってるのにぃぃ!!!

1分で見つけた数	個
全部見つけるまでの時間	分　秒

正

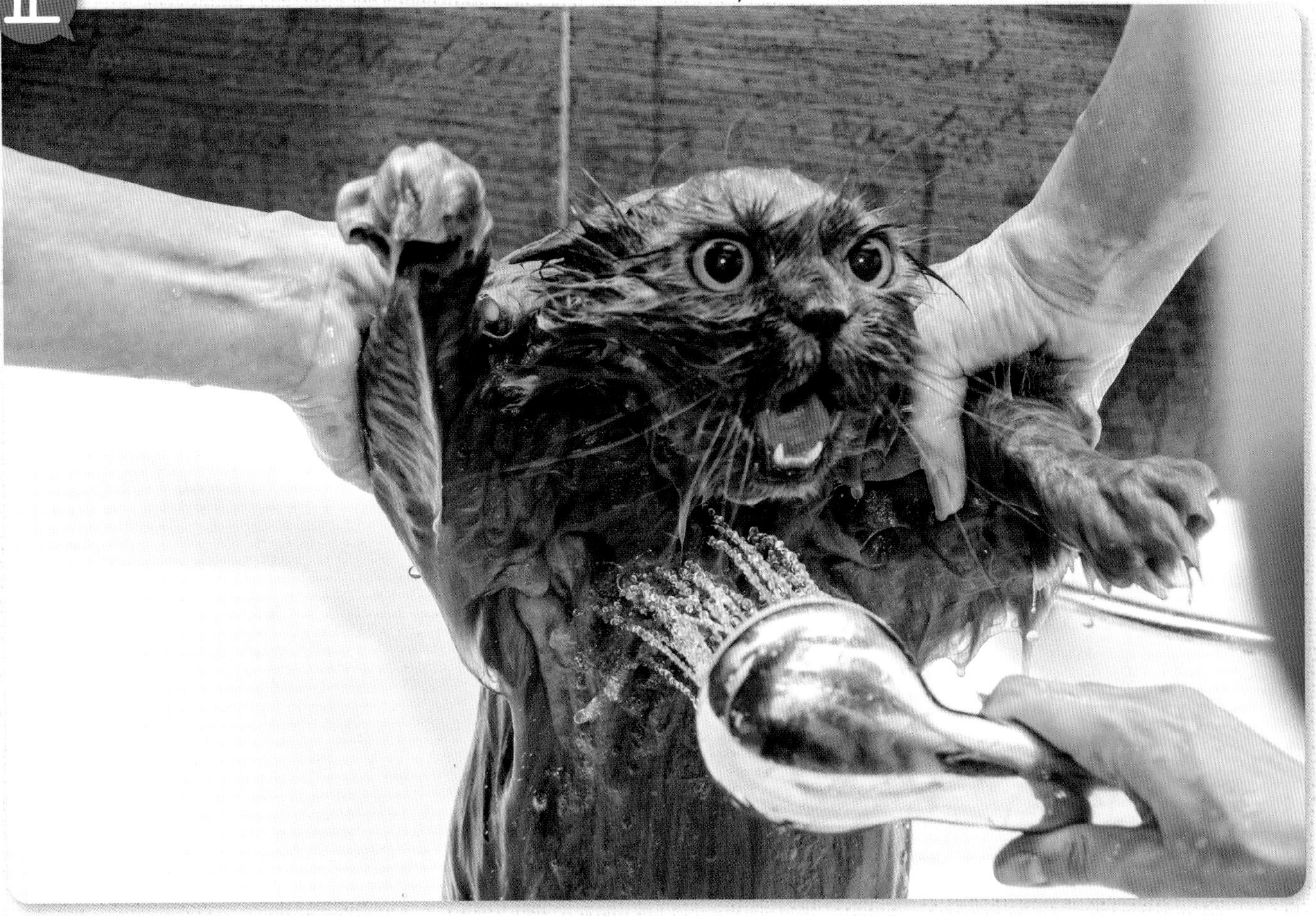

誤

まちがいは５つ。１分で探してにゃ。

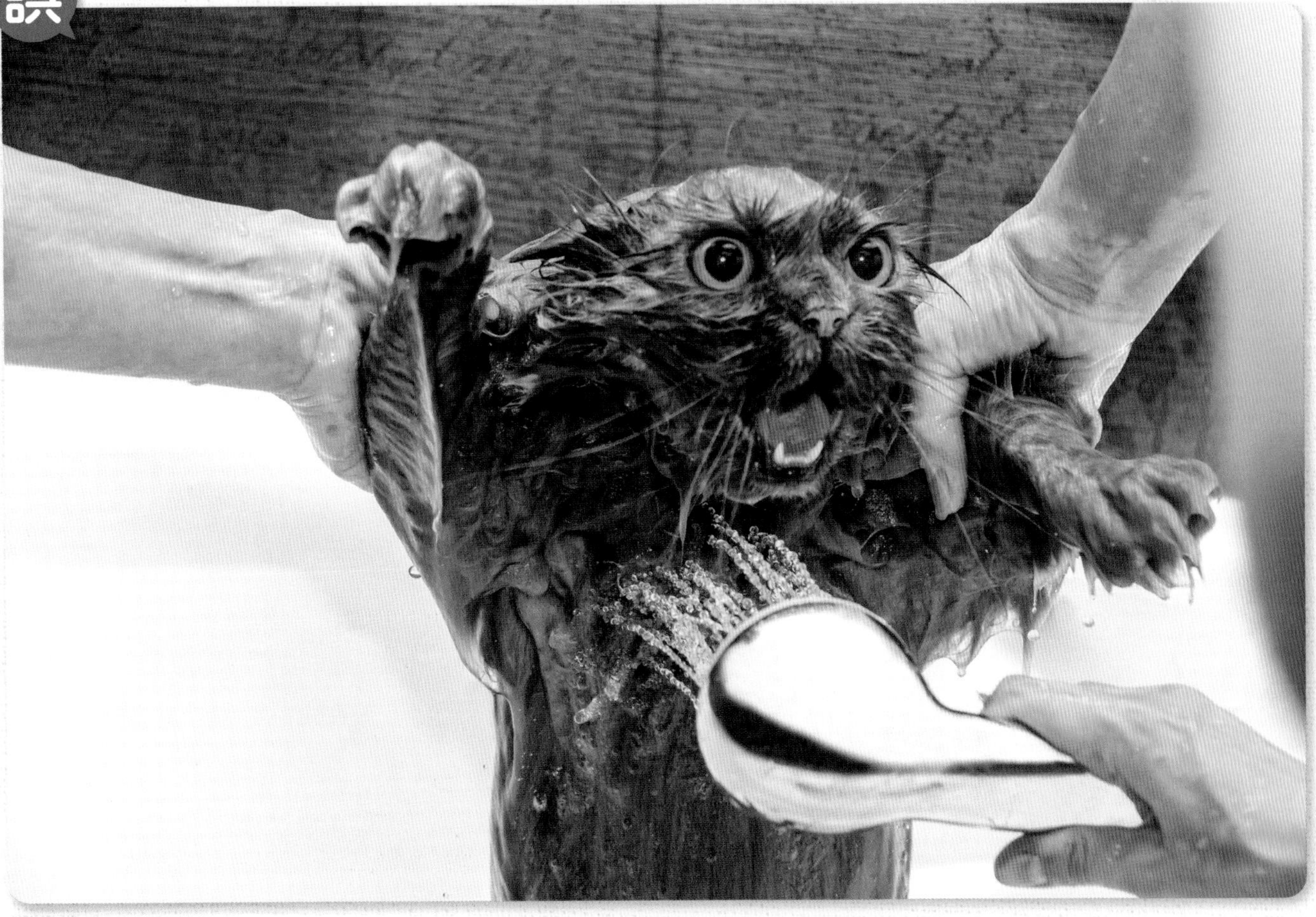

解答は64ページ

8 新作ねこ

それではご覧ください。
新作『長靴に入ったねこ』

1分で見つけた数	個
全部見つけるまでの時間	分　秒

正

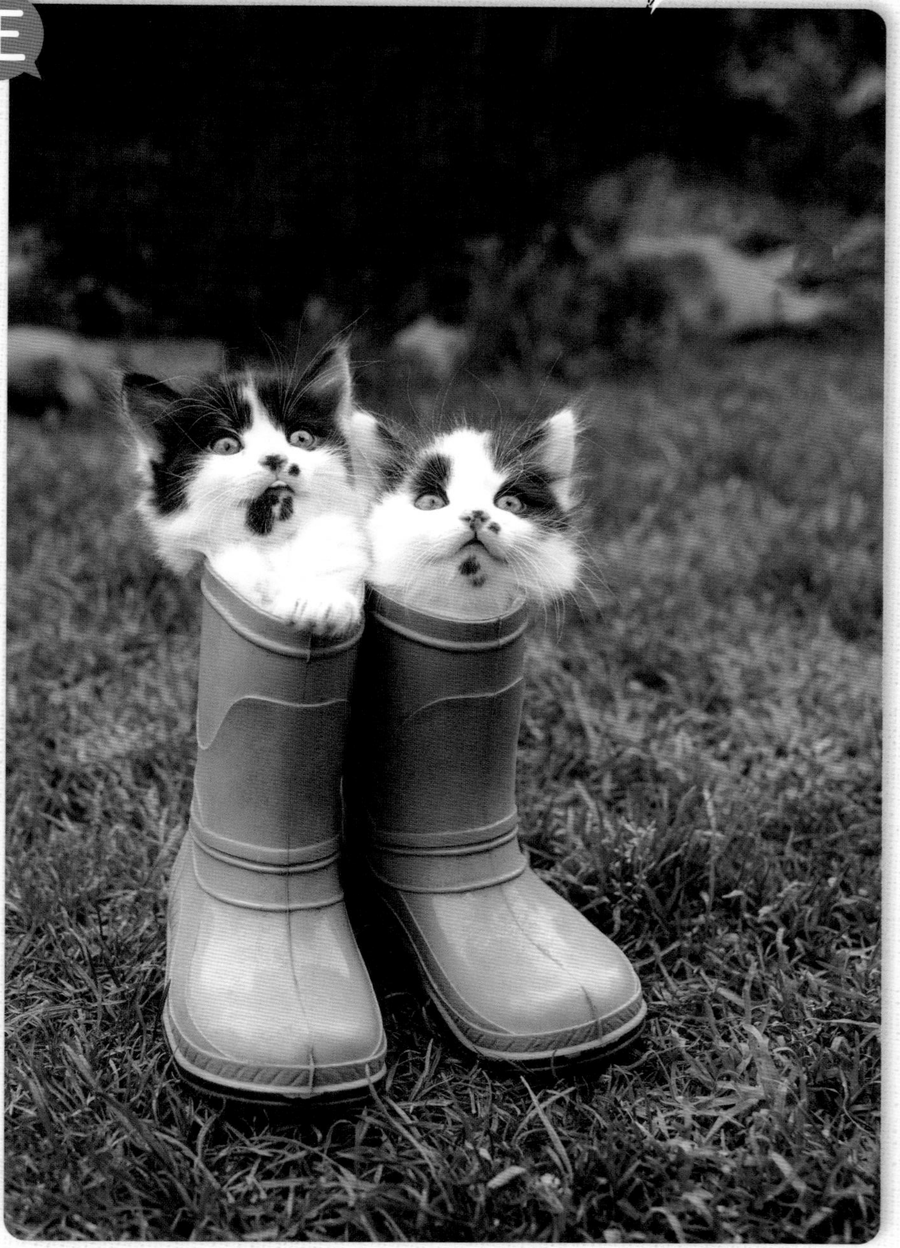

誤

まちがいは5つ。1分で探してにゃ。

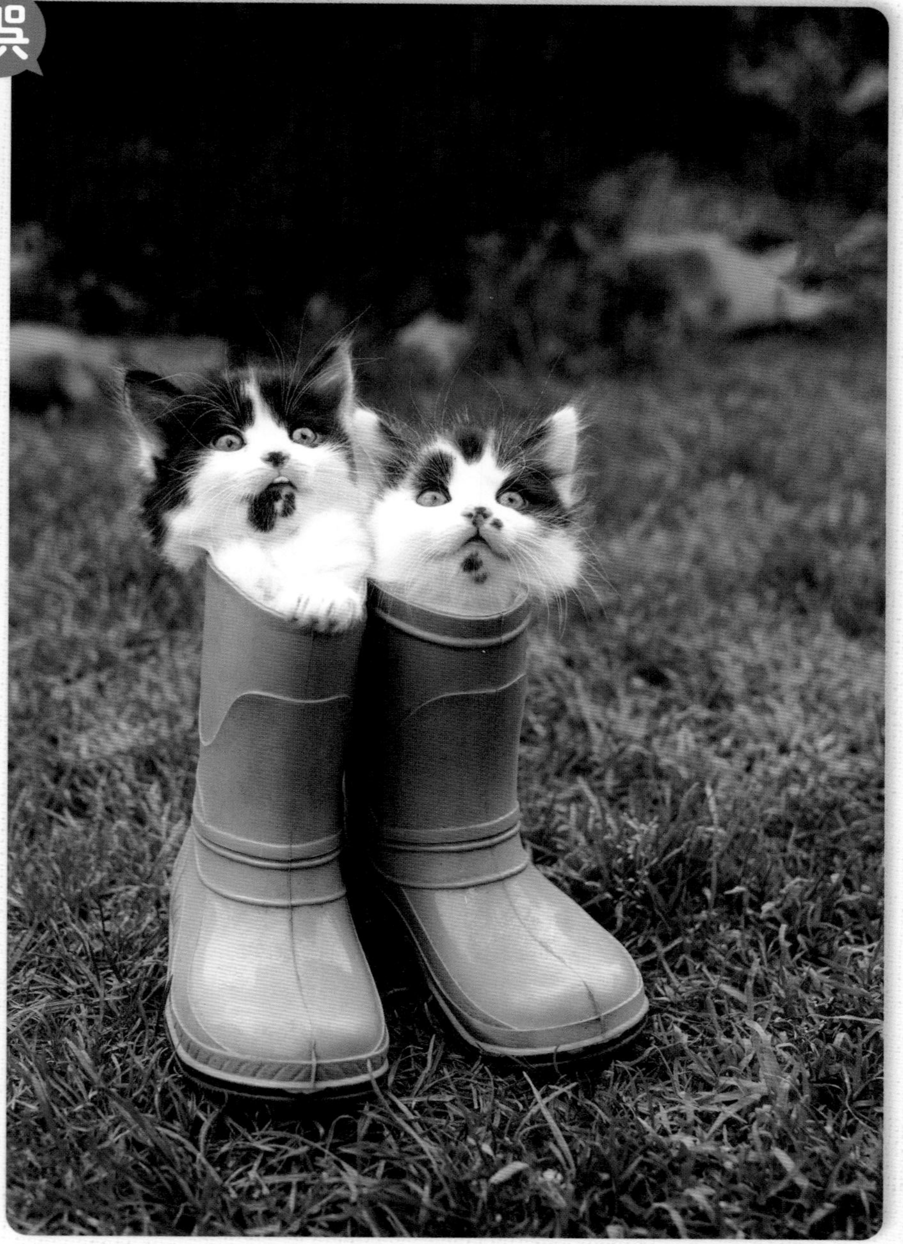

➡解答は65ページ

9 悪だくみねこ

おい、今の見たか。
高級ねこ缶は
あの棚の中みたいだぜ

1分で見つけた数	個
全部見つけるまでの時間	分　秒

正

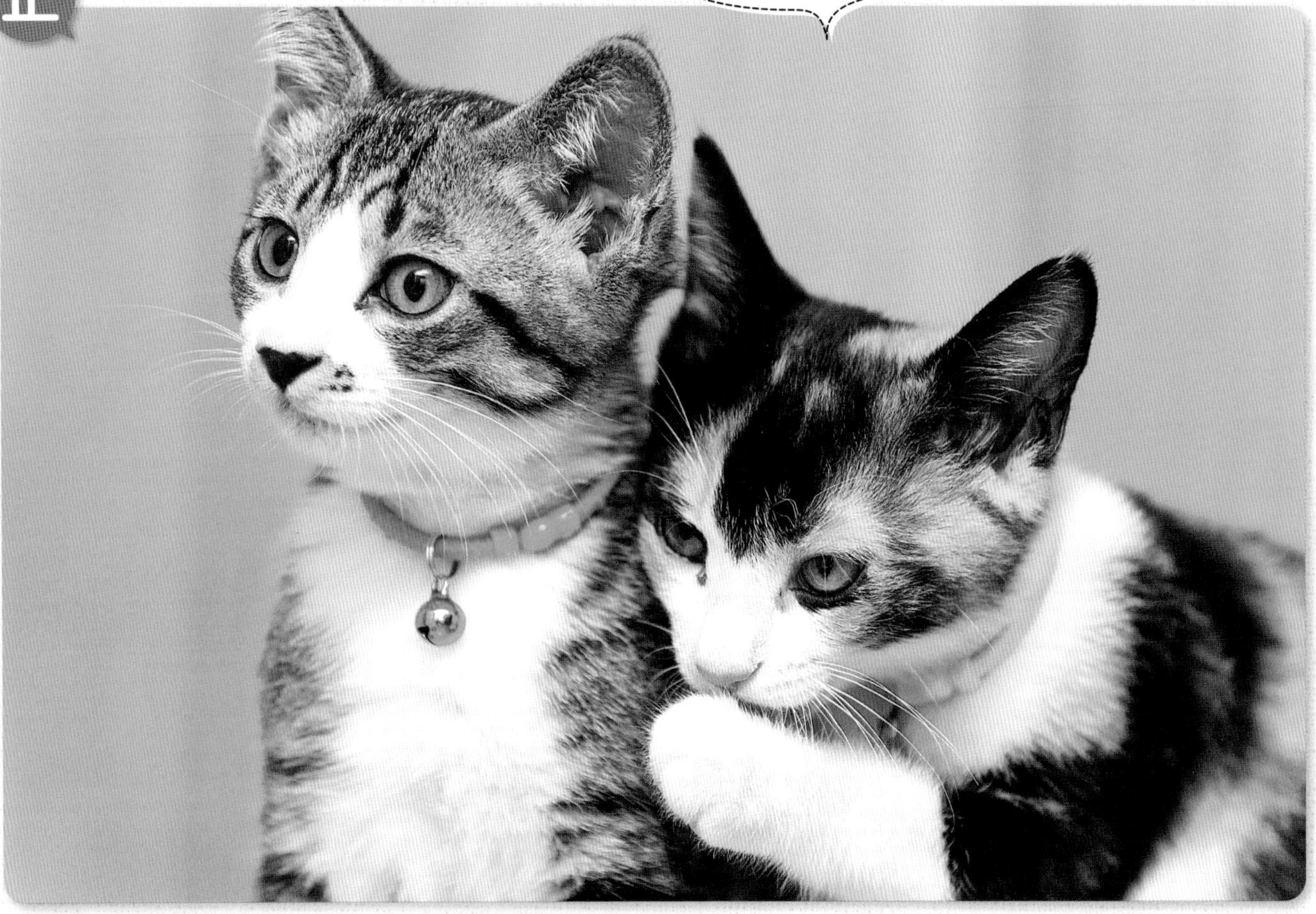

誤　まちがいは５つ。１分で探してにゃ。

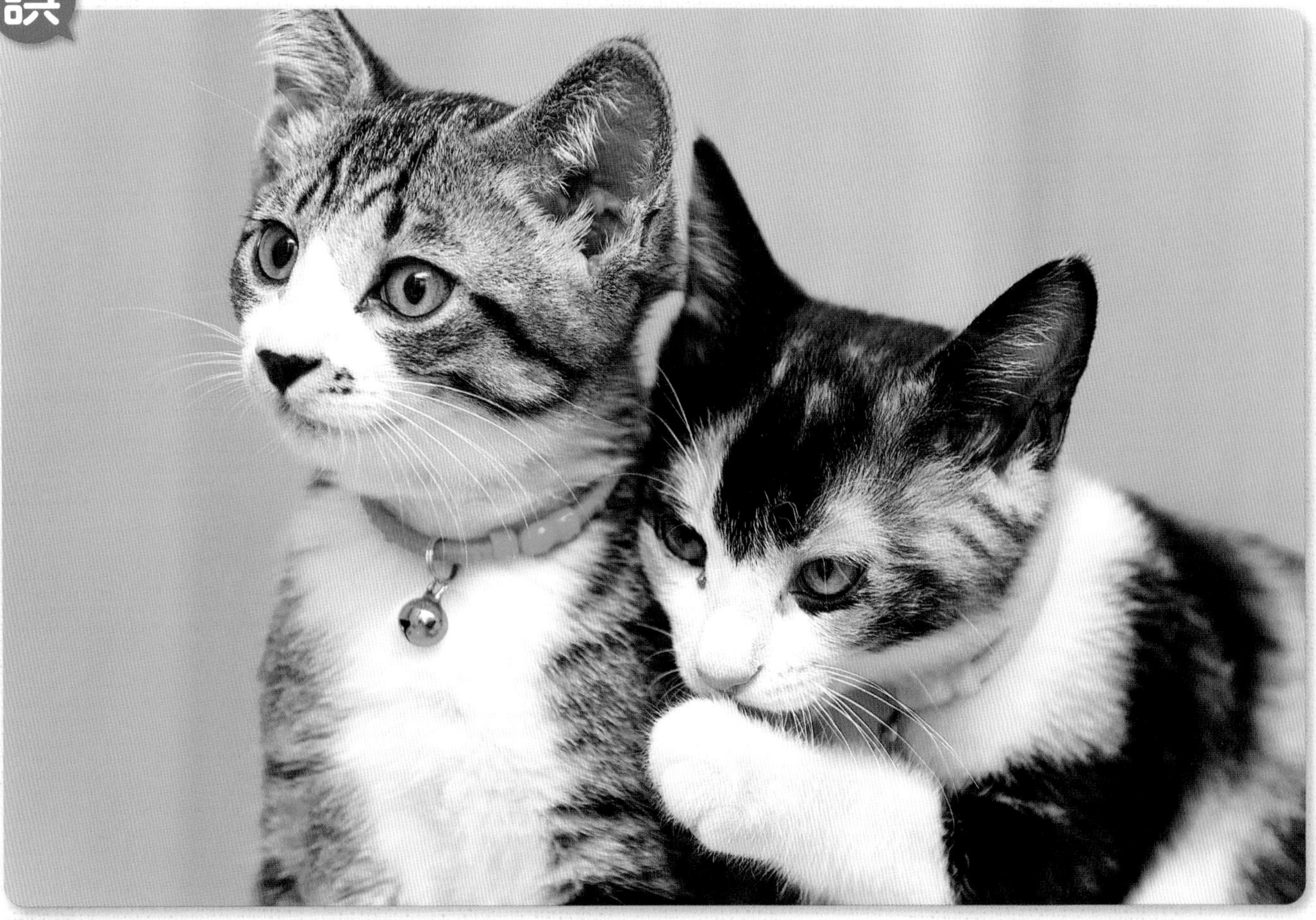

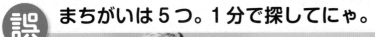

➡解答は65ページ

10 ダンプねこ

ダンナ。
これ以上は
積めませんぜ

1分で見つけた数	個
全部見つけるまでの時間	分　秒

正

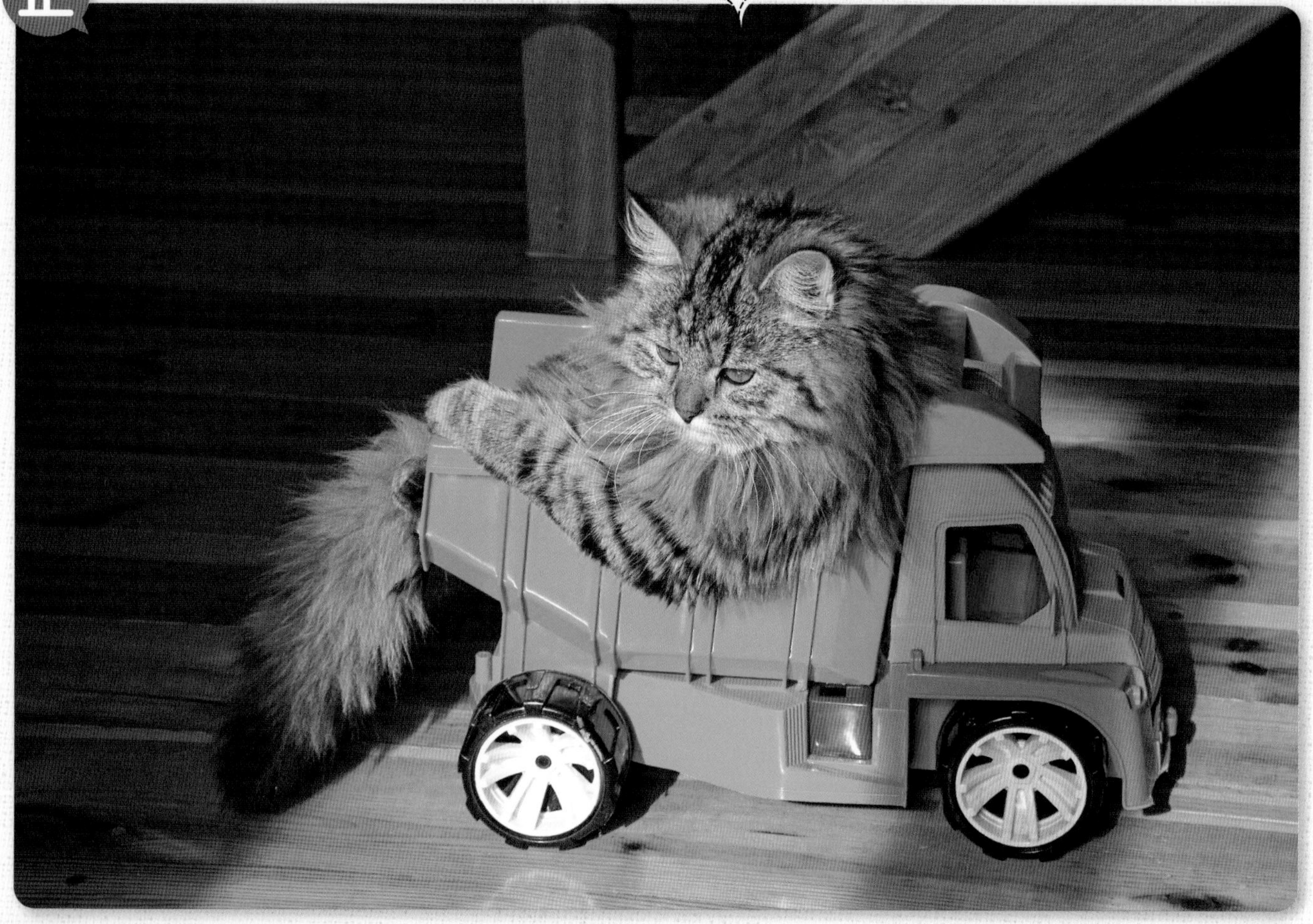

誤　まちがいは５つ。１分で探してにゃ。

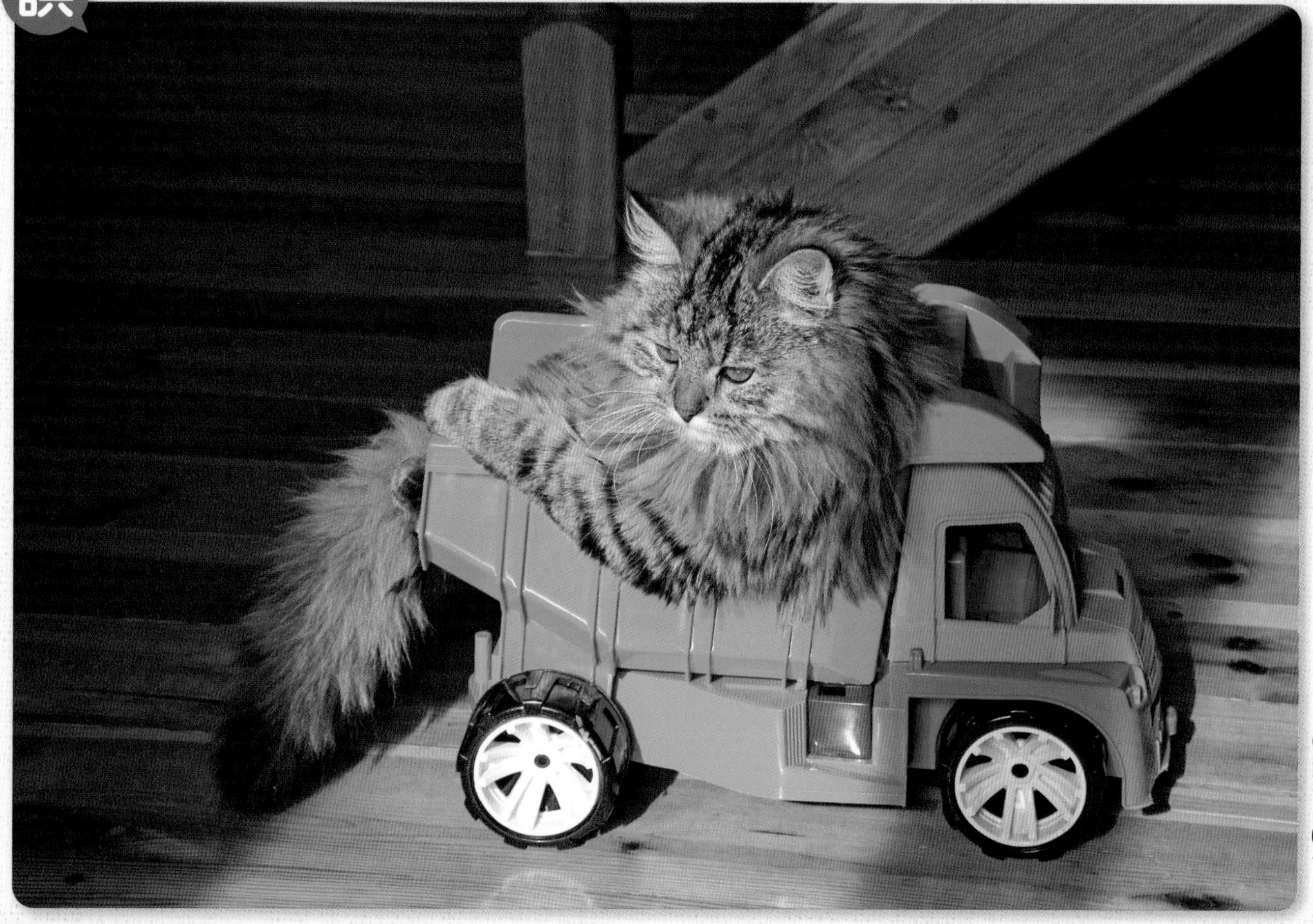

➡解答は65ページ

11 ねこほいほい

まんまとつかまって
しまったにゃ…

1分で見つけた数	個
全部見つけるまでの時間	分　秒

正

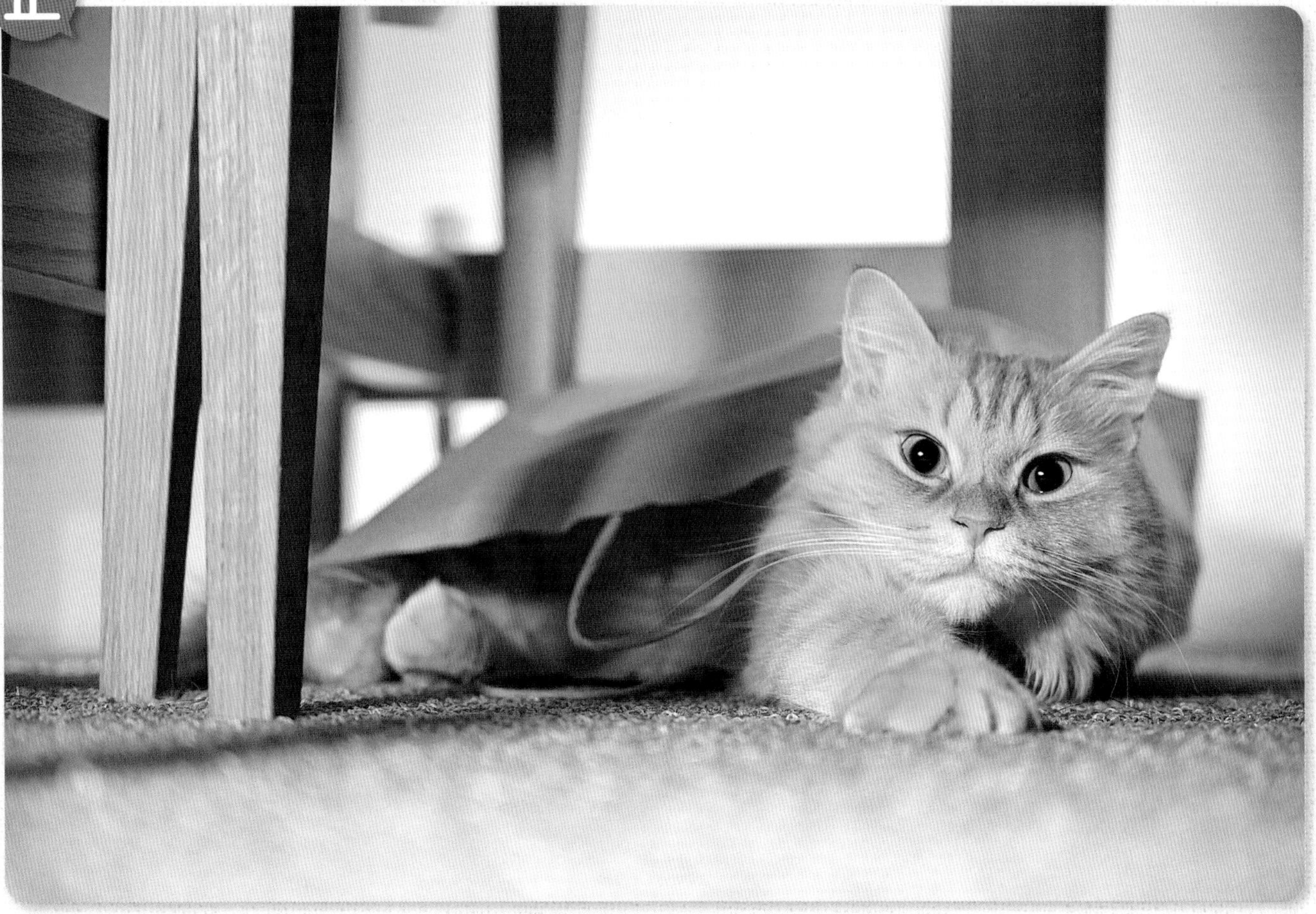

誤　まちがいは５つ。１分で探してにゃ。

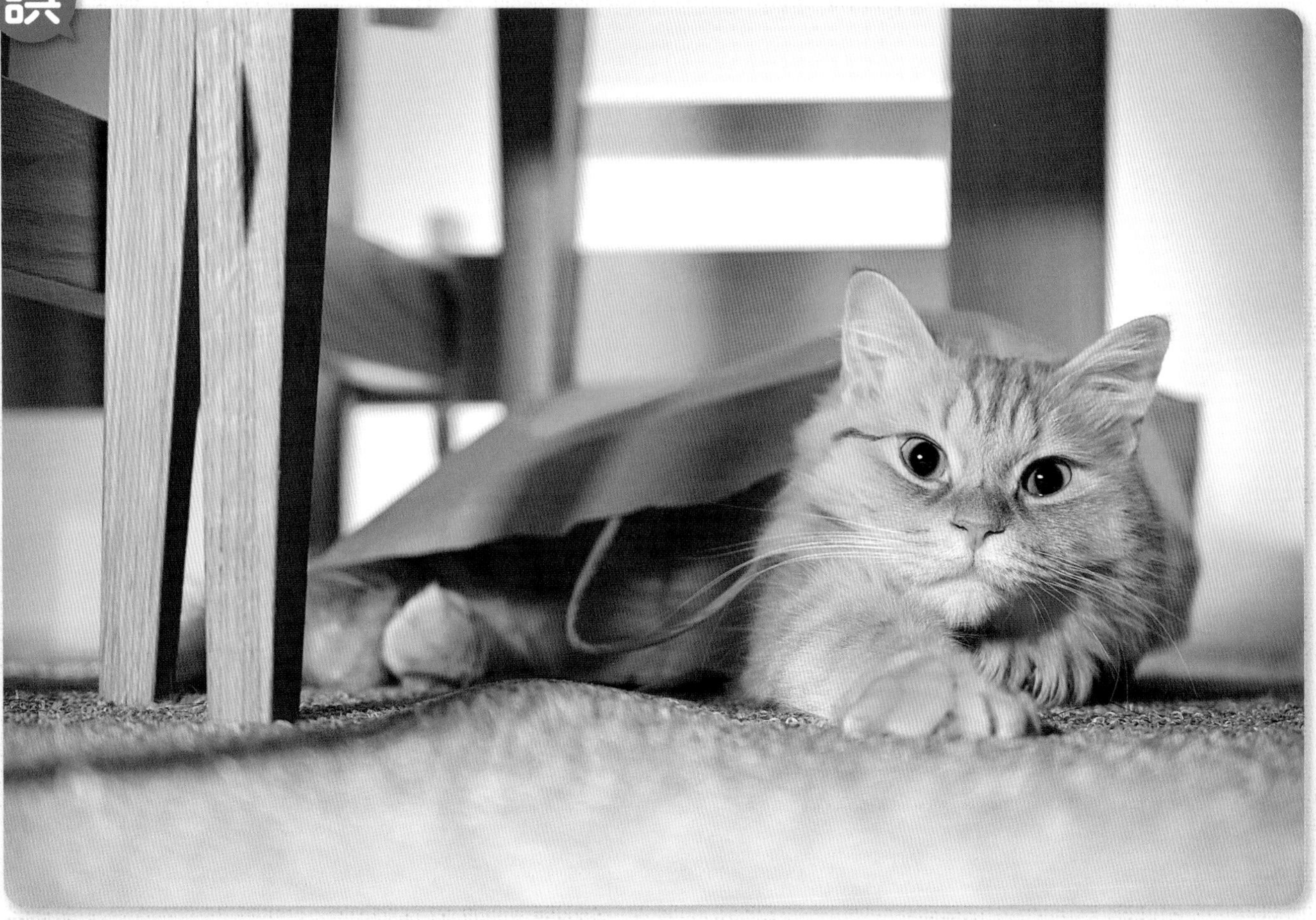

➡解答は65ページ

12 気づいたねこ

あ——…ん？　これ、
おやつじゃにゃいぞ

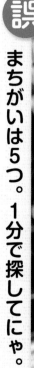

1分で見つけた数	個
全部見つけるまでの時間	分　秒

正

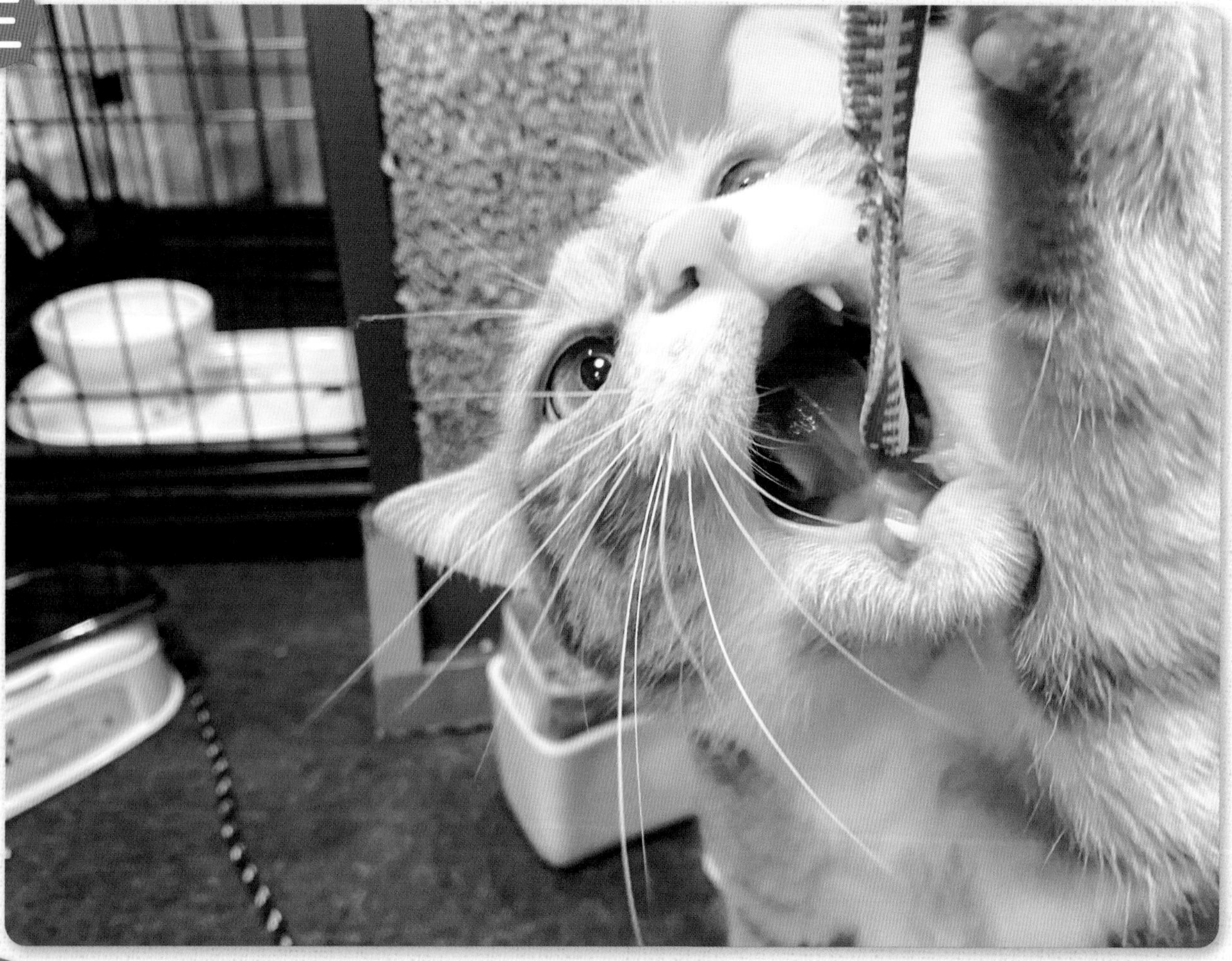

誤

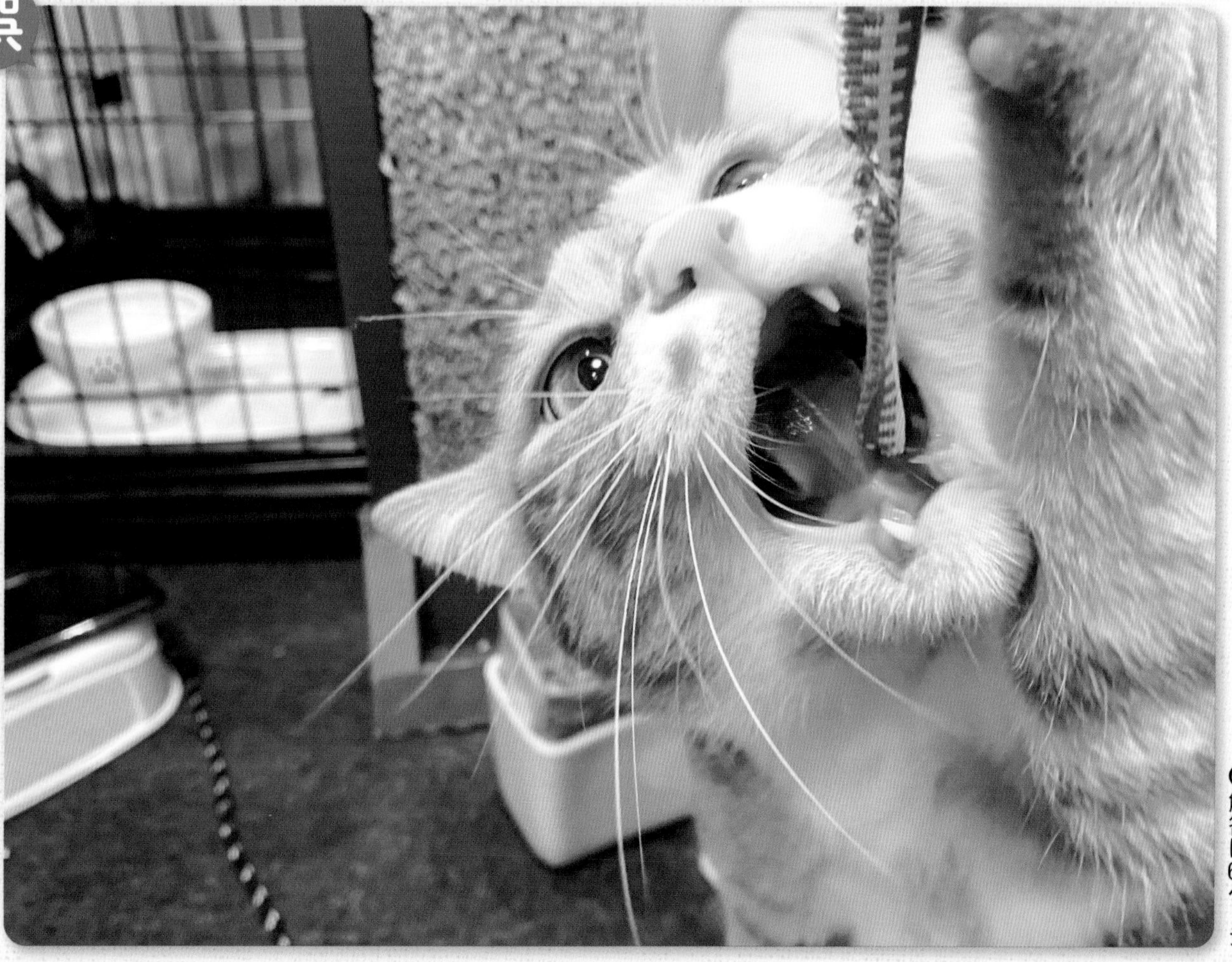

まちがいは5つ。1分で探してにゃ。

➡解答は65ページ

13 ムリがあるねこ

ちがいまちゅ。
もう破けてまちたよ！
なんでちゅかその顔は

1分で見つけた数	個
全部見つけるまでの時間	分　秒

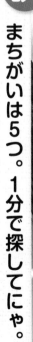

正

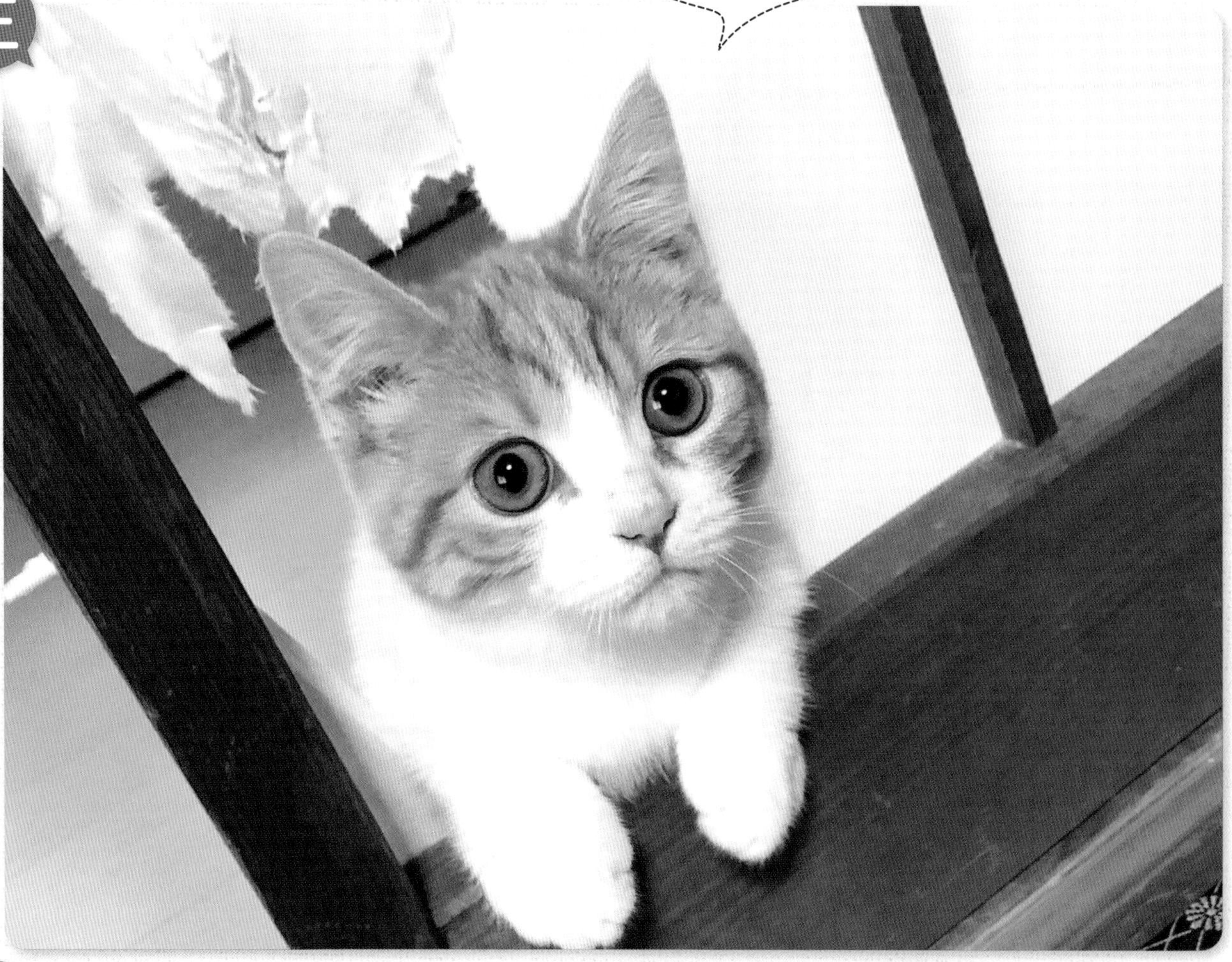

誤

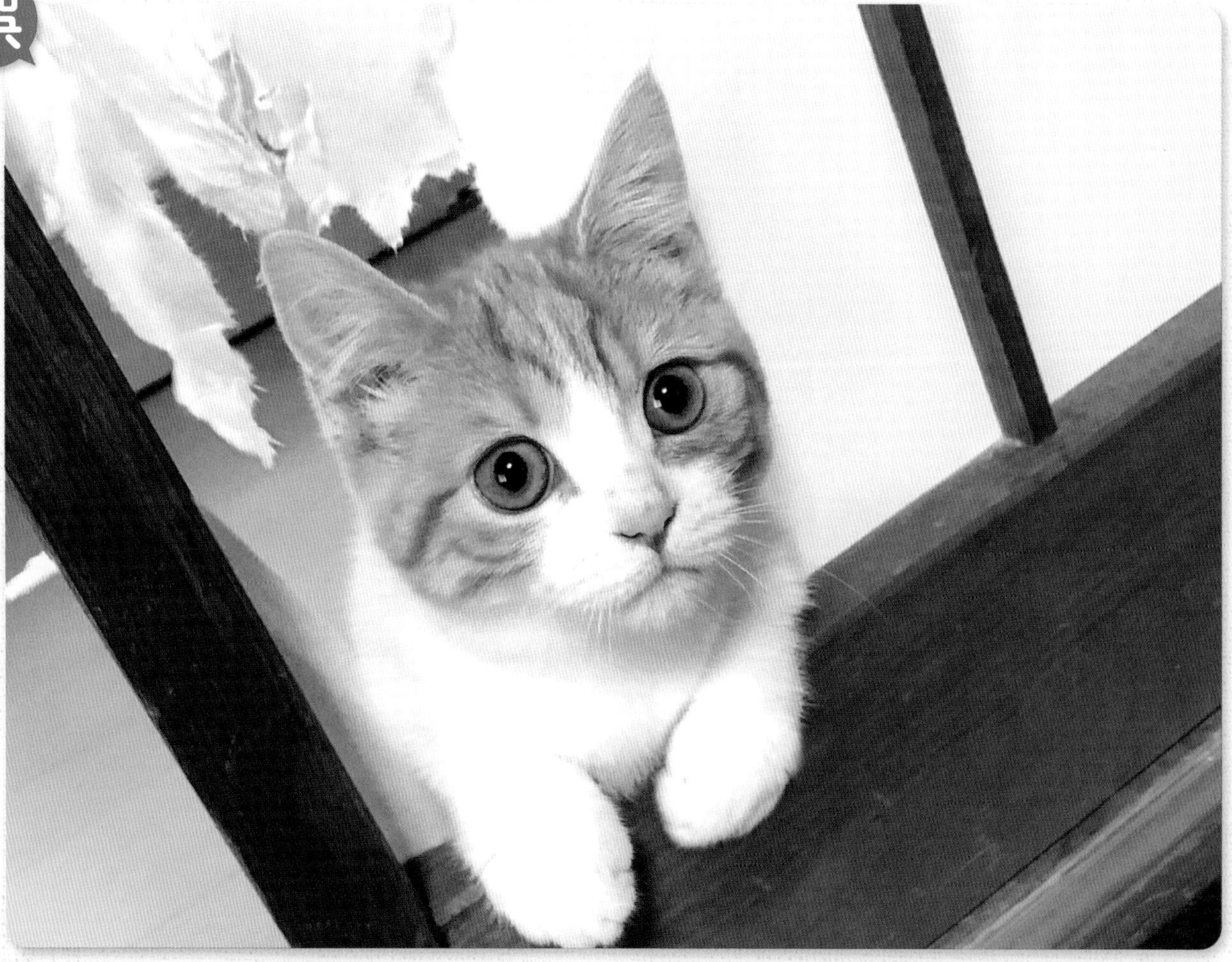

まちがいは5つ。1分で探してにゃ。

➡解答は65ページ

14 旅館ねこ

浴衣のサイズ小さいけど
フロントに電話するの
めんどくさいにゃ

1分で見つけた数	個
全部見つけるまでの時間	分　秒

正

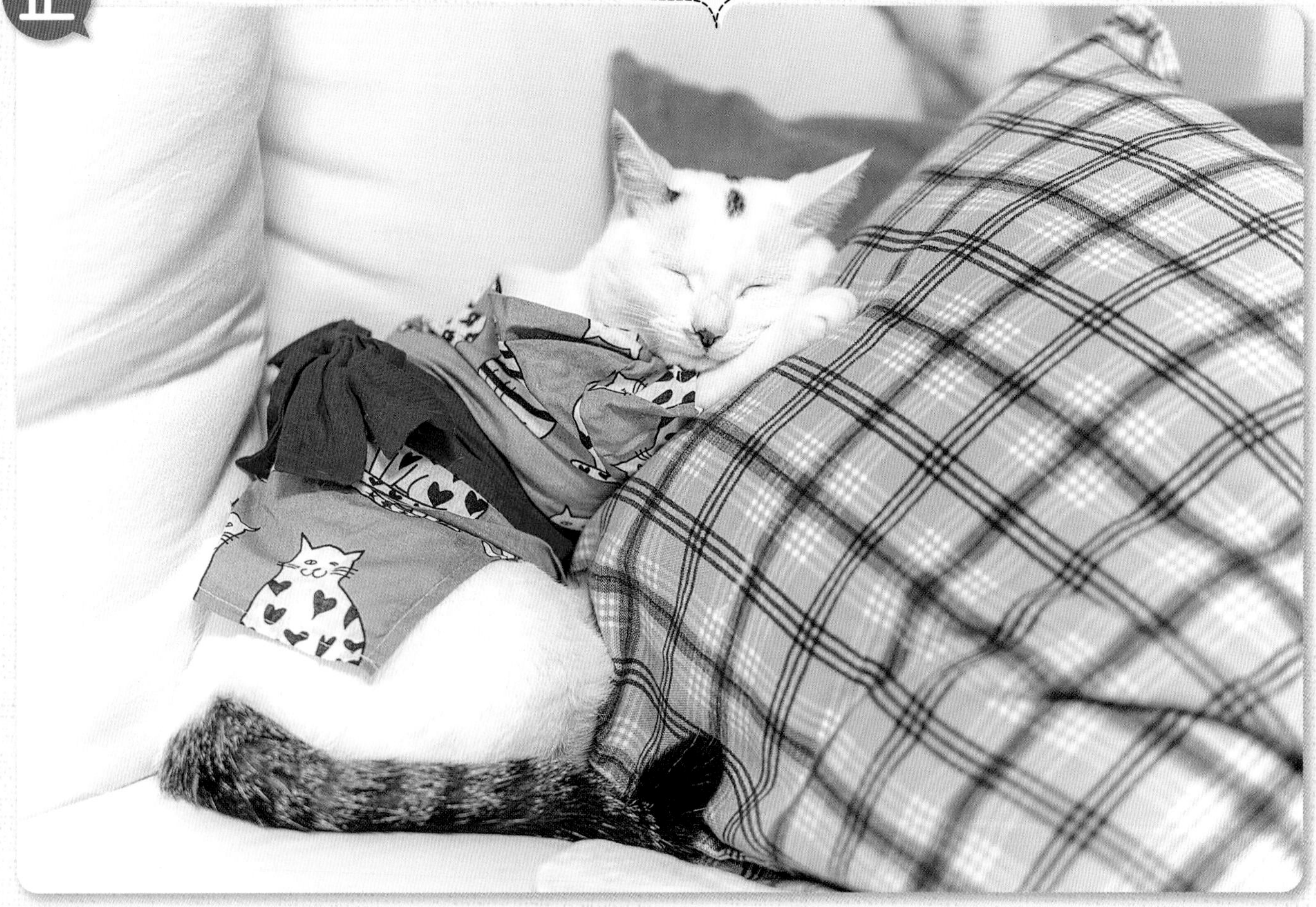

誤

まちがいは５つ。１分で探してにゃ。

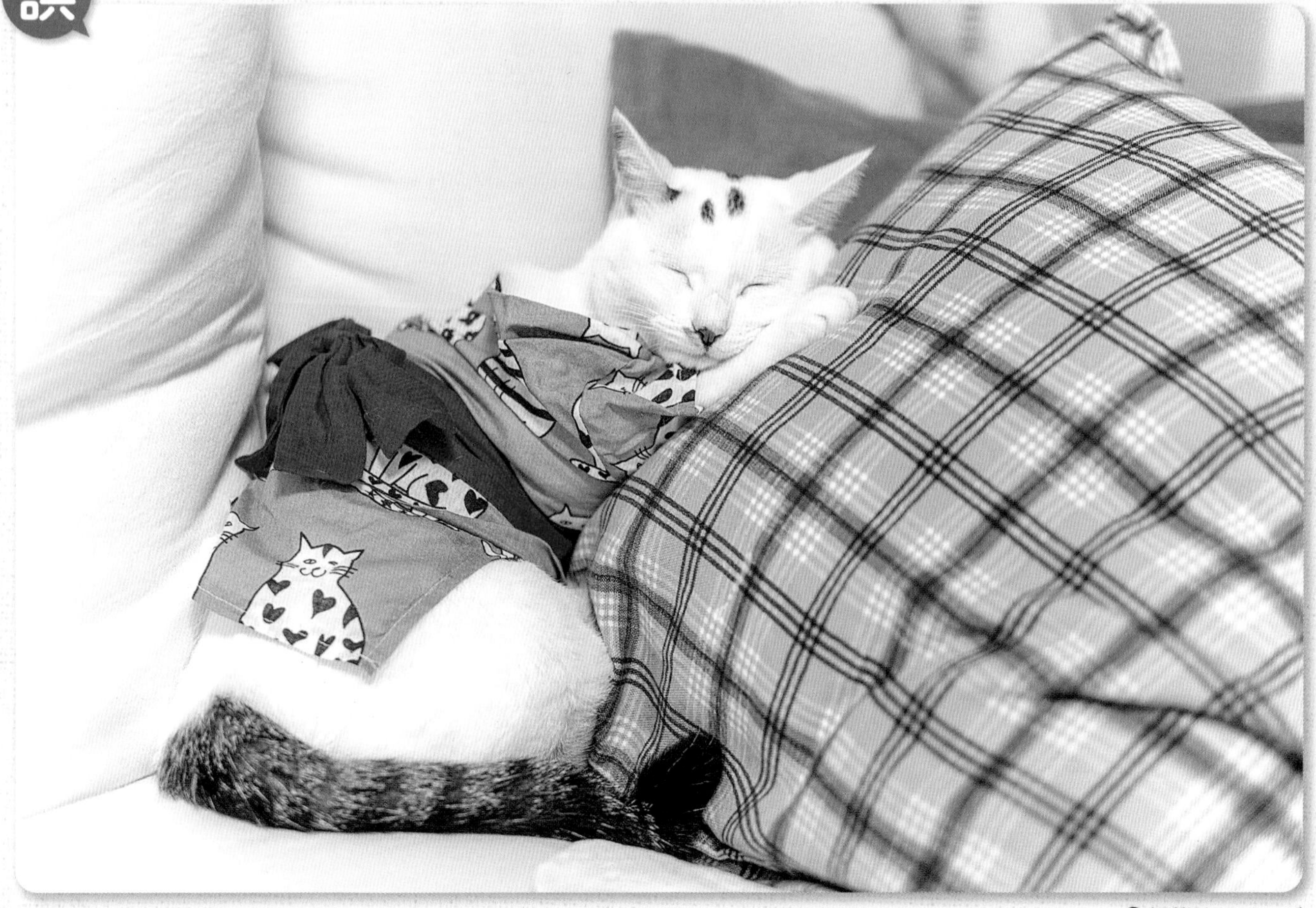

➡解答は65ページ

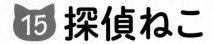

15 探偵ねこ

ありゃ、ママが
夕飯の焼き鳥1本
つまみ食いしたにゃ

1分で見つけた数	個
全部見つけるまでの時間	分　秒

正

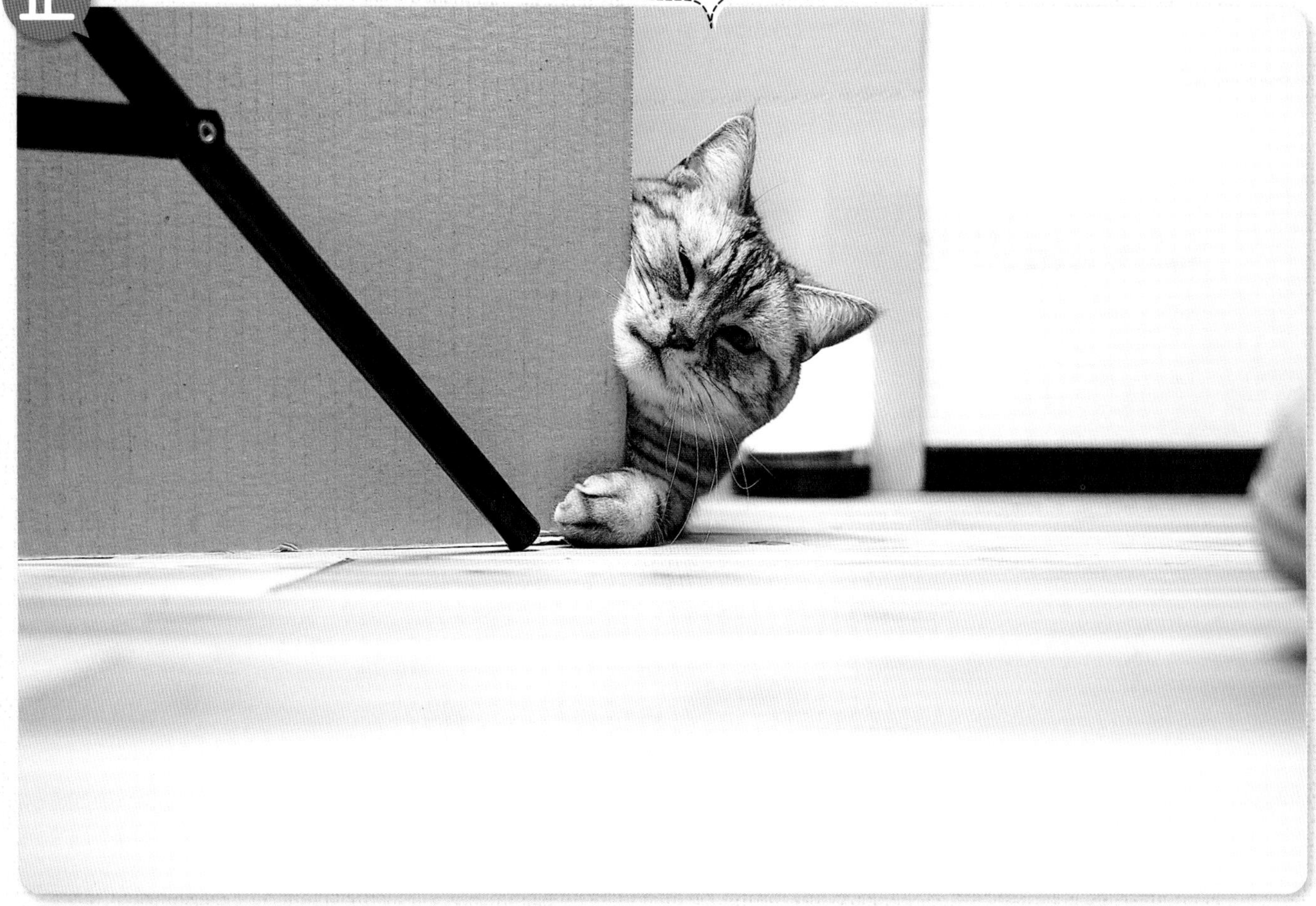

誤

まちがいは5つ。1分で探してにゃ。

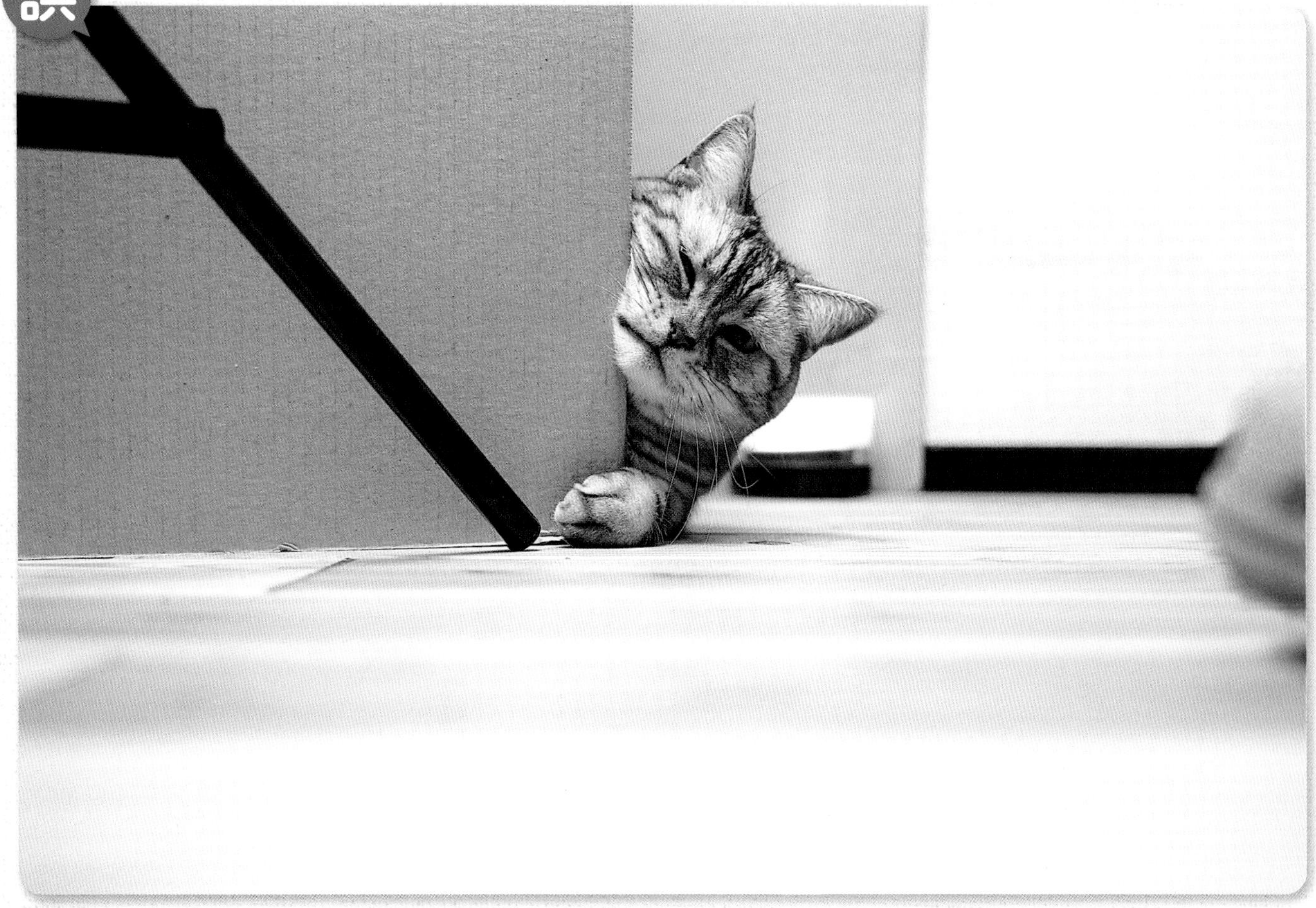

➡解答は65ページ

16 私が作りましたねこ

えぇ、わたし
ハマり性なもので。
これはね、１日で
編みましたよ

１分で見つけた数	個
全部見つけるまでの時間	分　秒

正

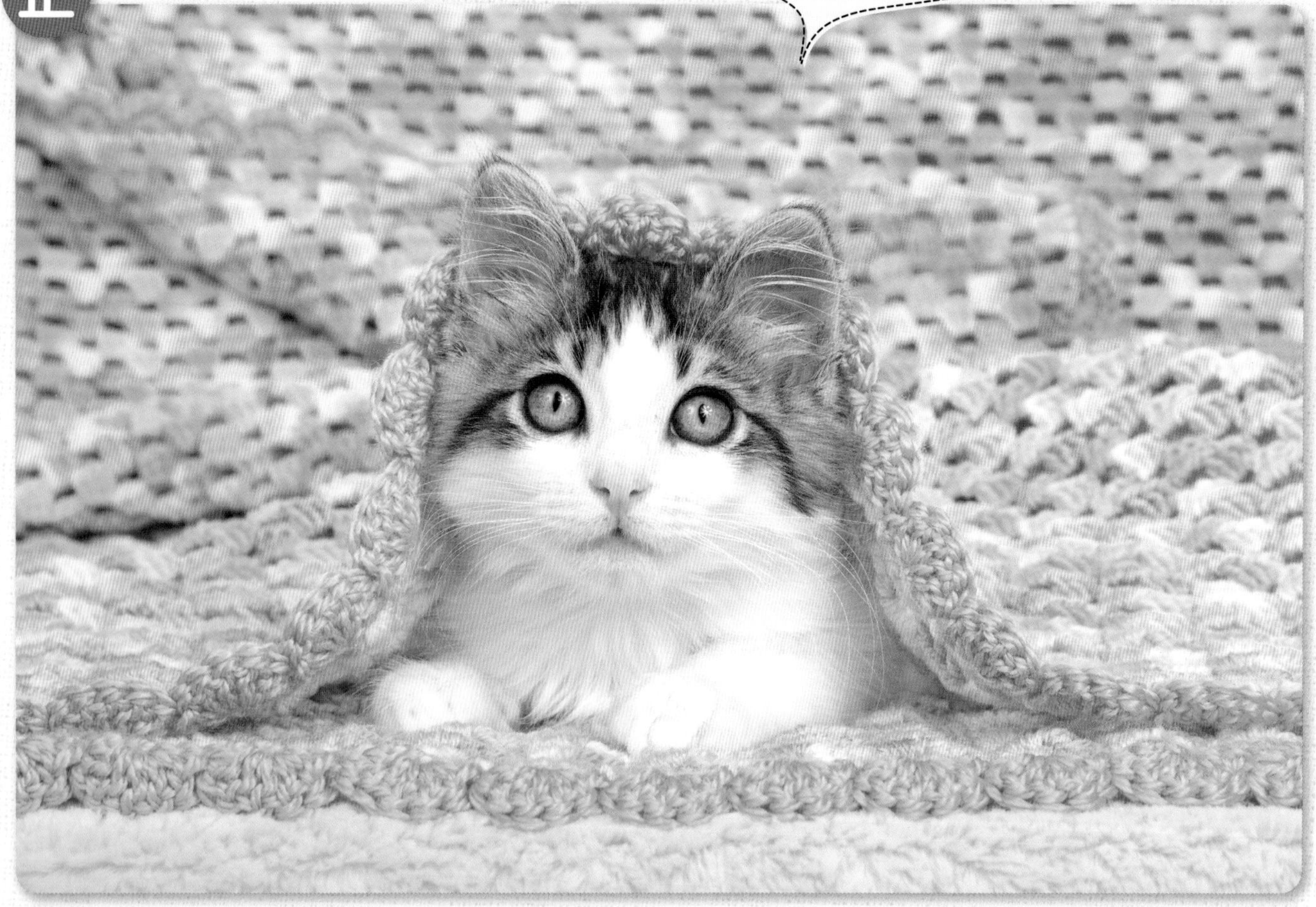

誤　まちがいは５つ。１分で探してにゃ。

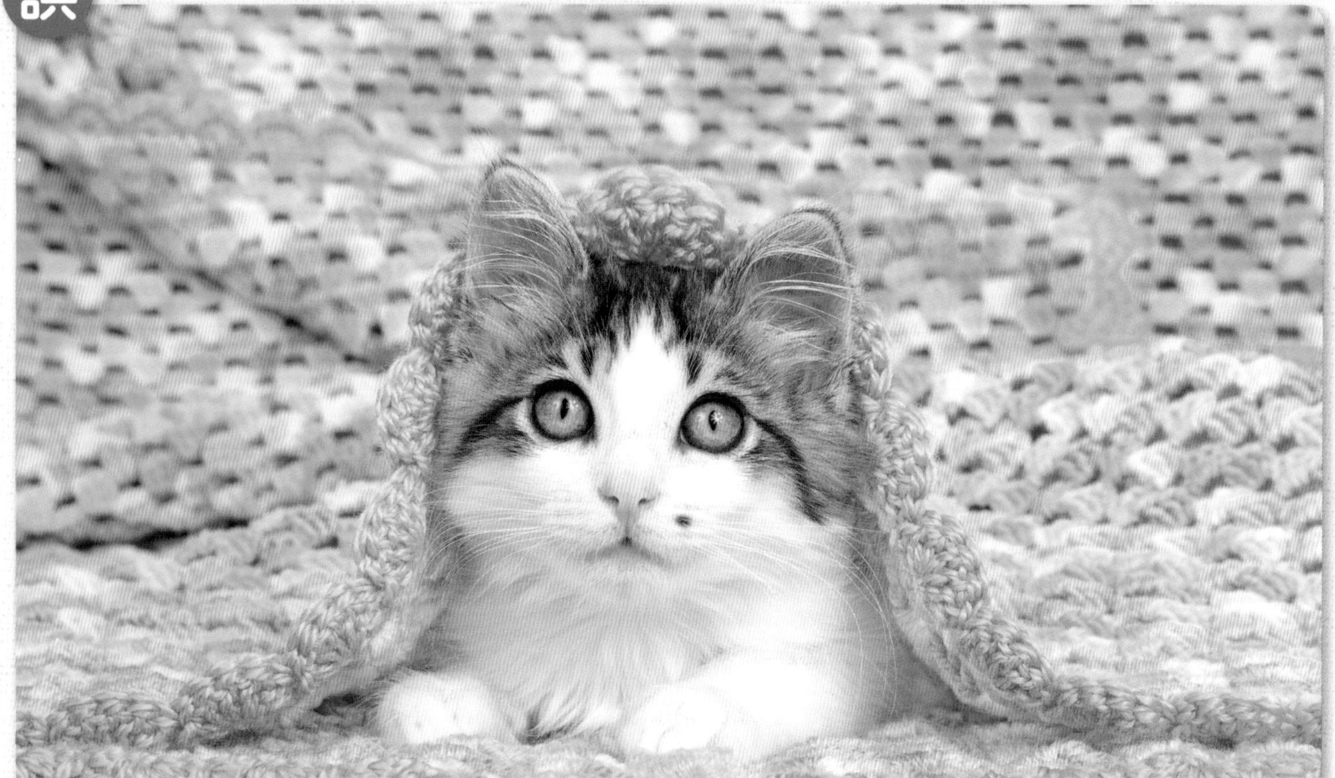

➡解答は66ページ

17 うっとりにゃん

1分で見つけた数	個
全部見つけるまでの時間	分　秒

正

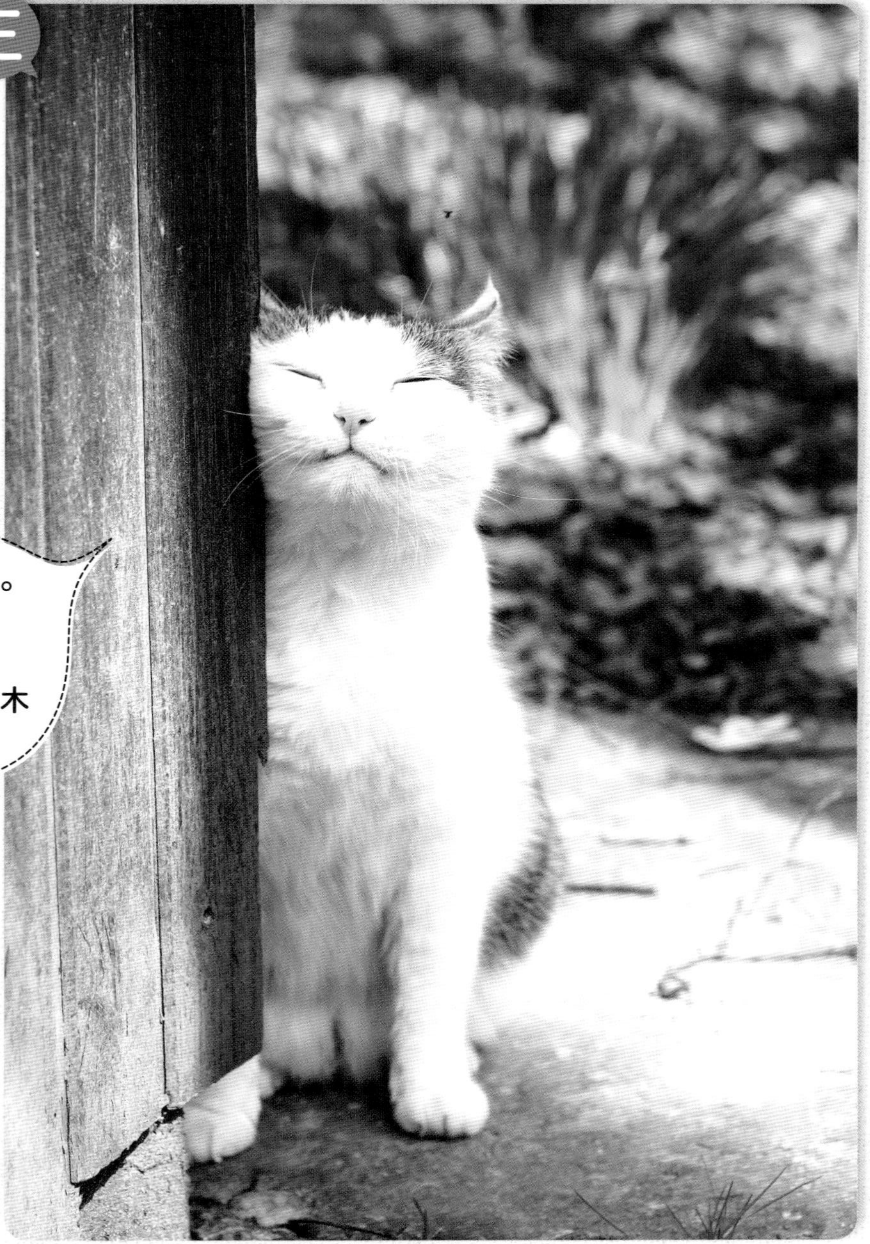

スーッツ…。
んん〜♡
これって
マタタビの木
かなぁ

誤

まちがいは5つ。1分で探してにゃ。

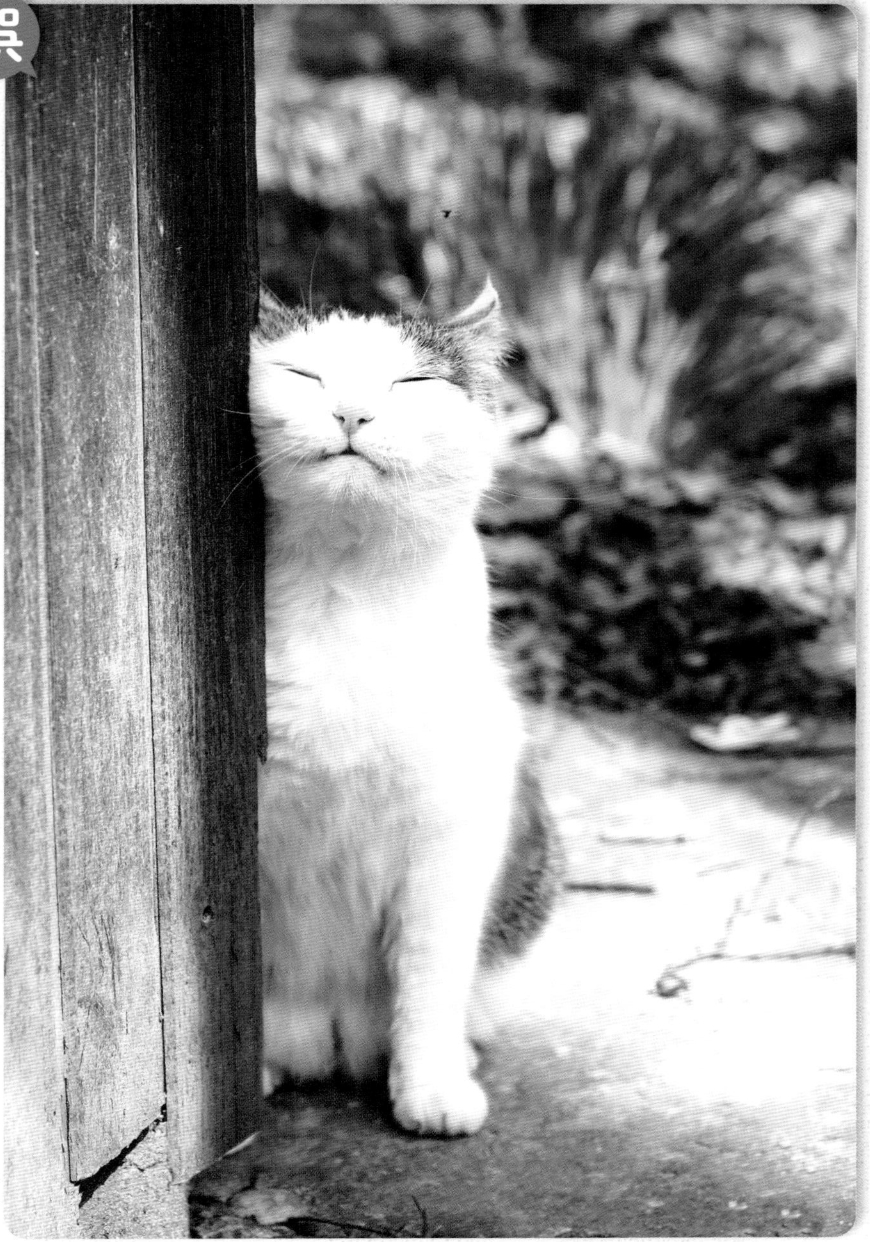

➡解答は66ページ

18 敬礼ねこ

あ、パパお仕事？
いってらっしゃい！

1分で見つけた数	個
全部見つけるまでの時間	分　秒

正

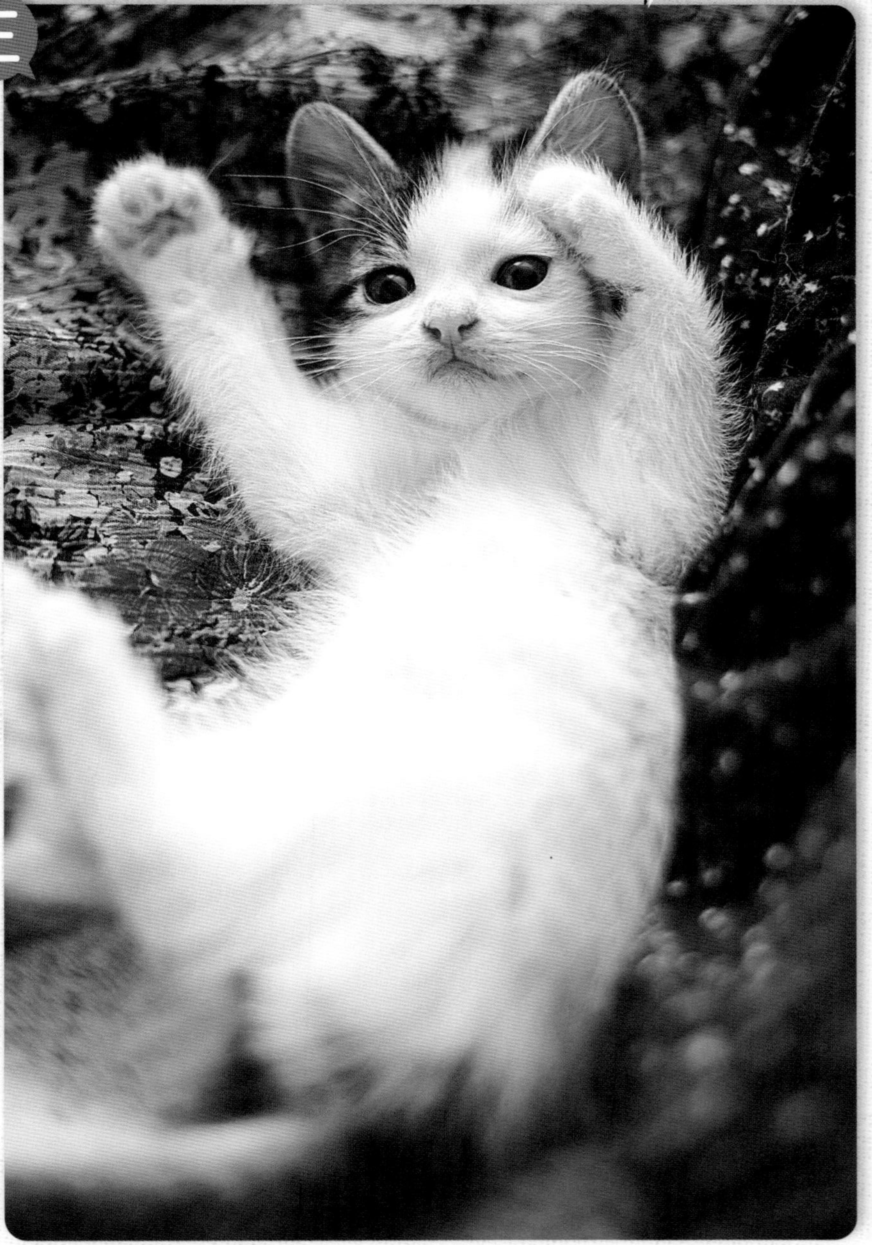

誤

まちがいは5つ。1分で探してにゃ。

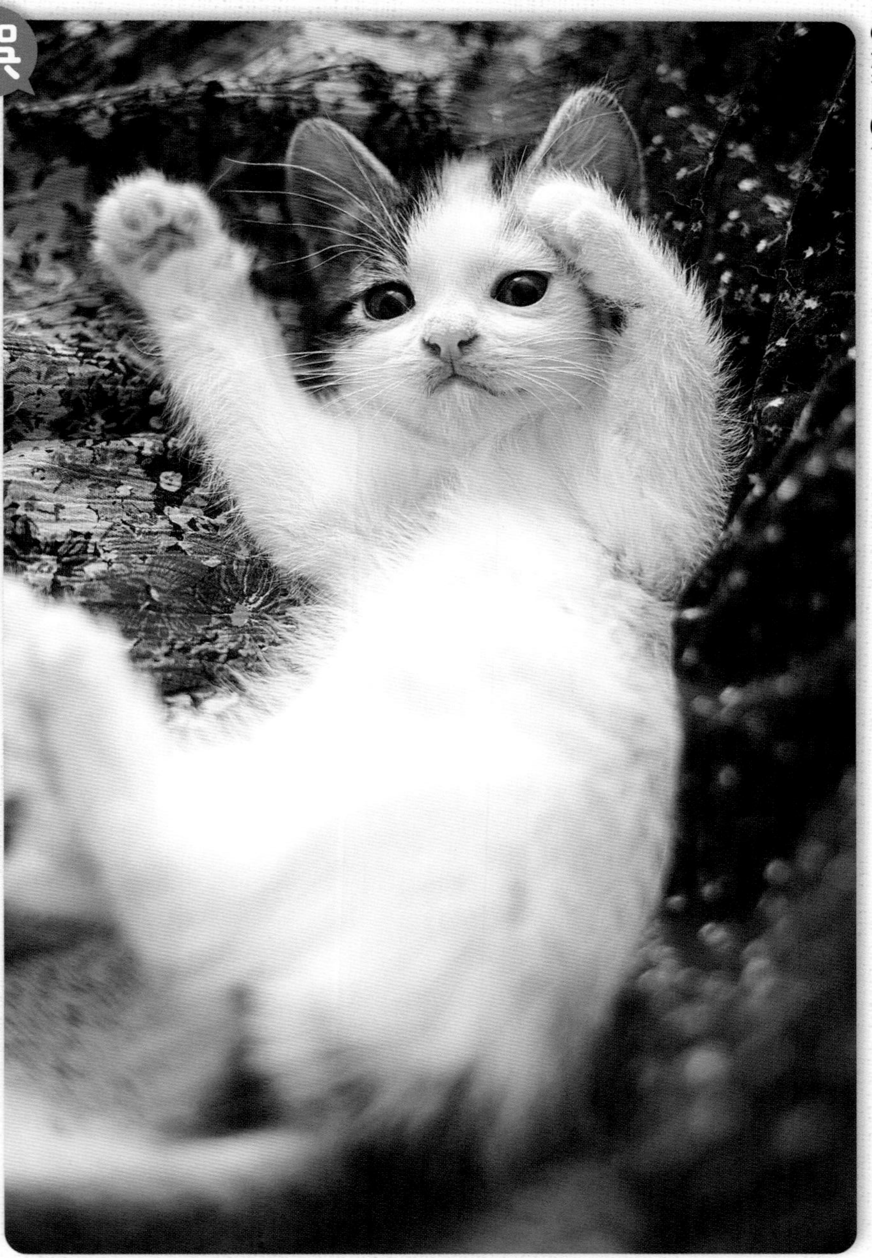

➡解答は66ページ

19 笑ってねこ

絶対にスベらない
ポーズやりまーす！
フォー！

1分で見つけた数	個
全部見つけるまでの時間	分　秒

正

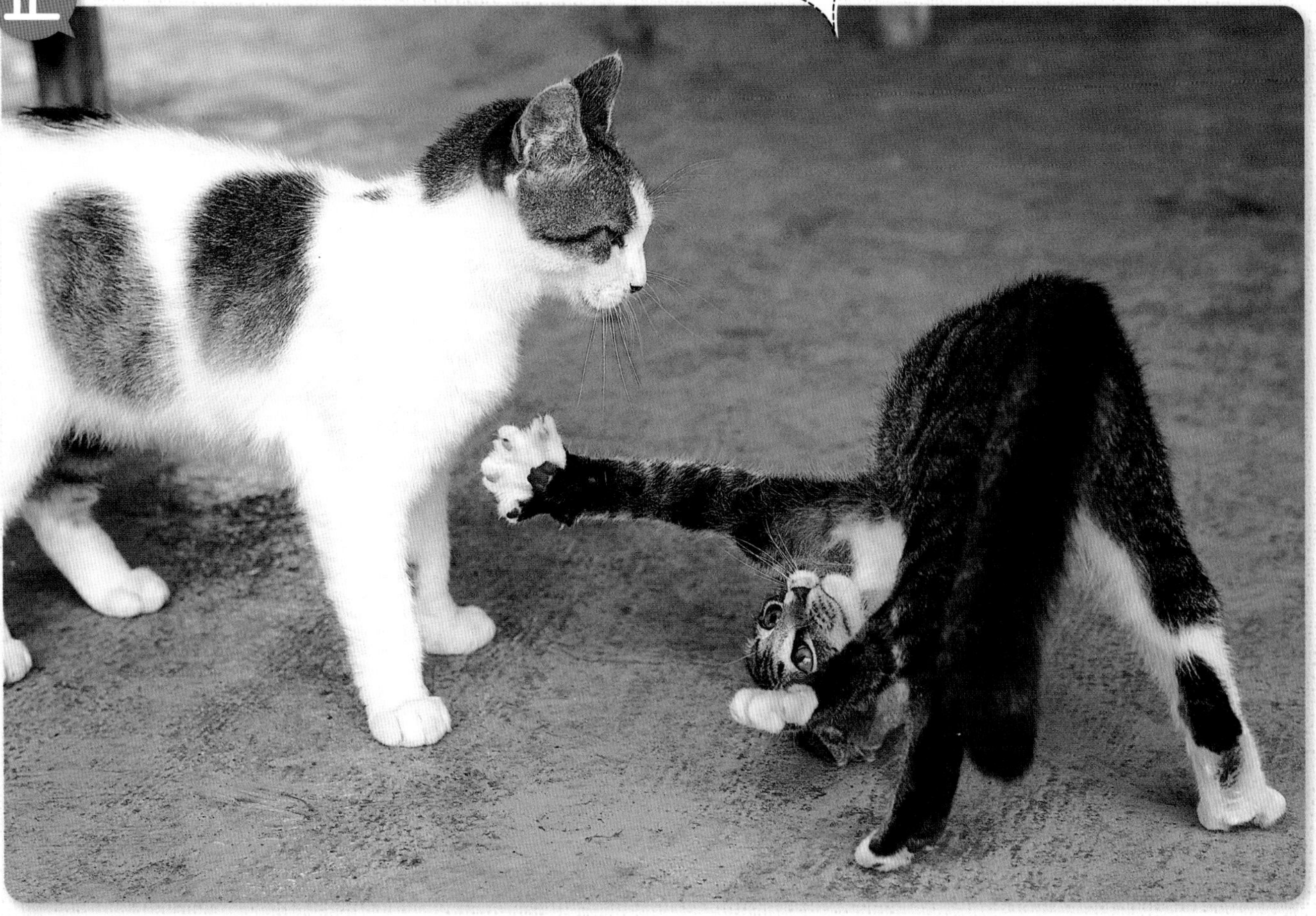

誤　まちがいは５つ。１分で探してにゃ。

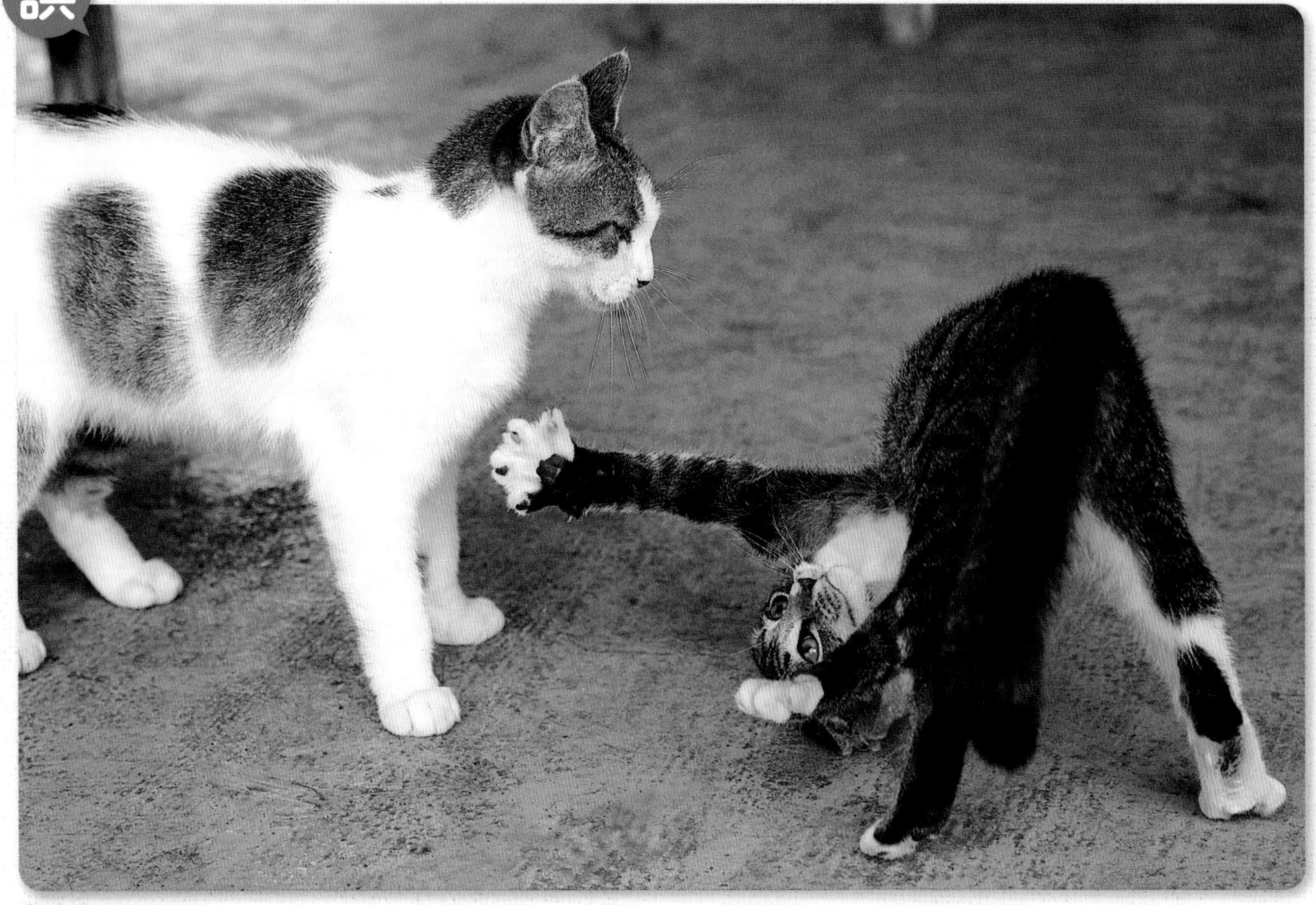

➡解答は66ページ

20 神父ねこ

にゃんじの
盗み食いの
罪をゆるす

1分で見つけた数	個
全部見つけるまでの時間	分　秒

正

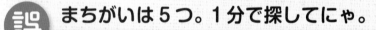

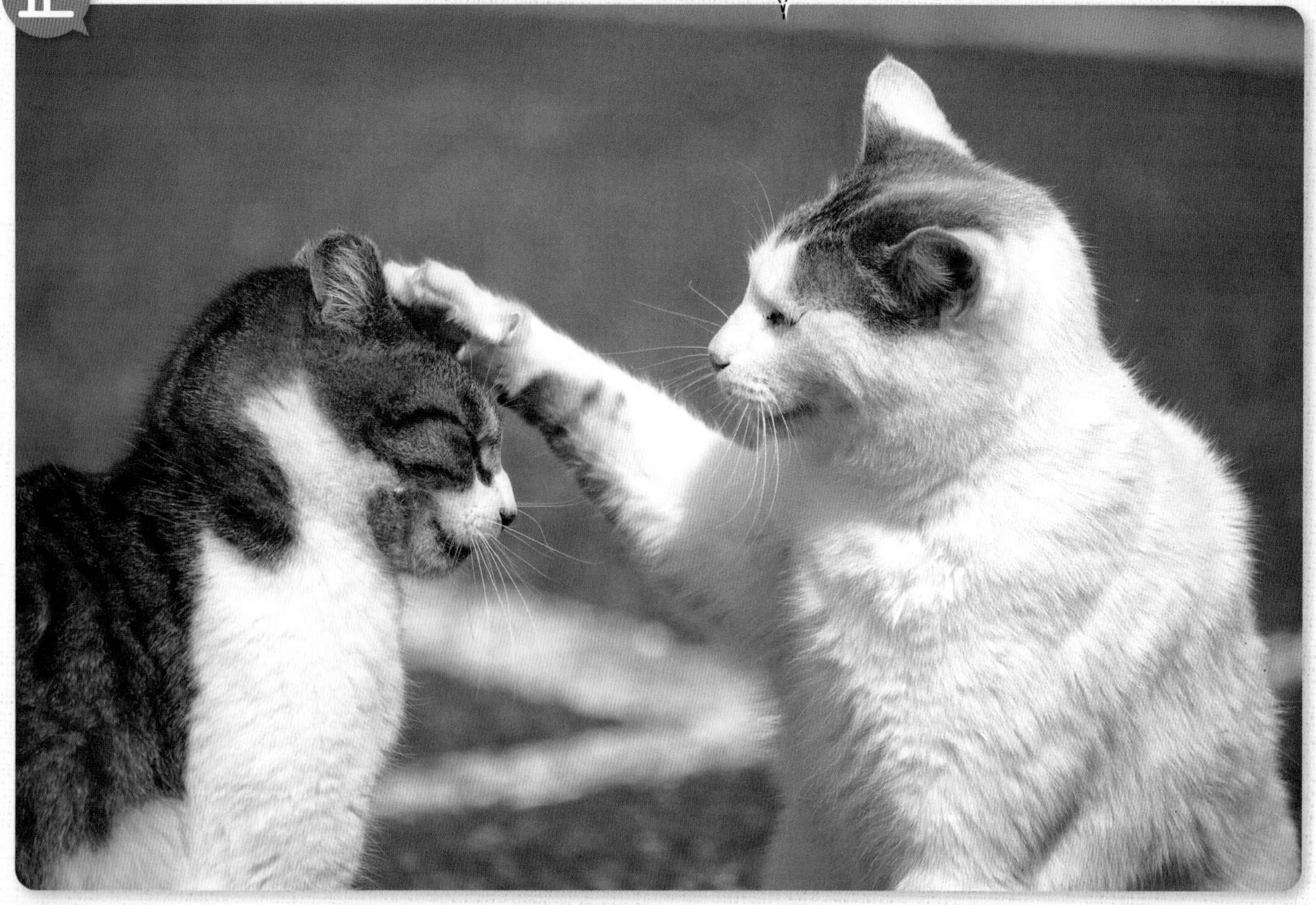

誤　まちがいは５つ。１分で探してにゃ。

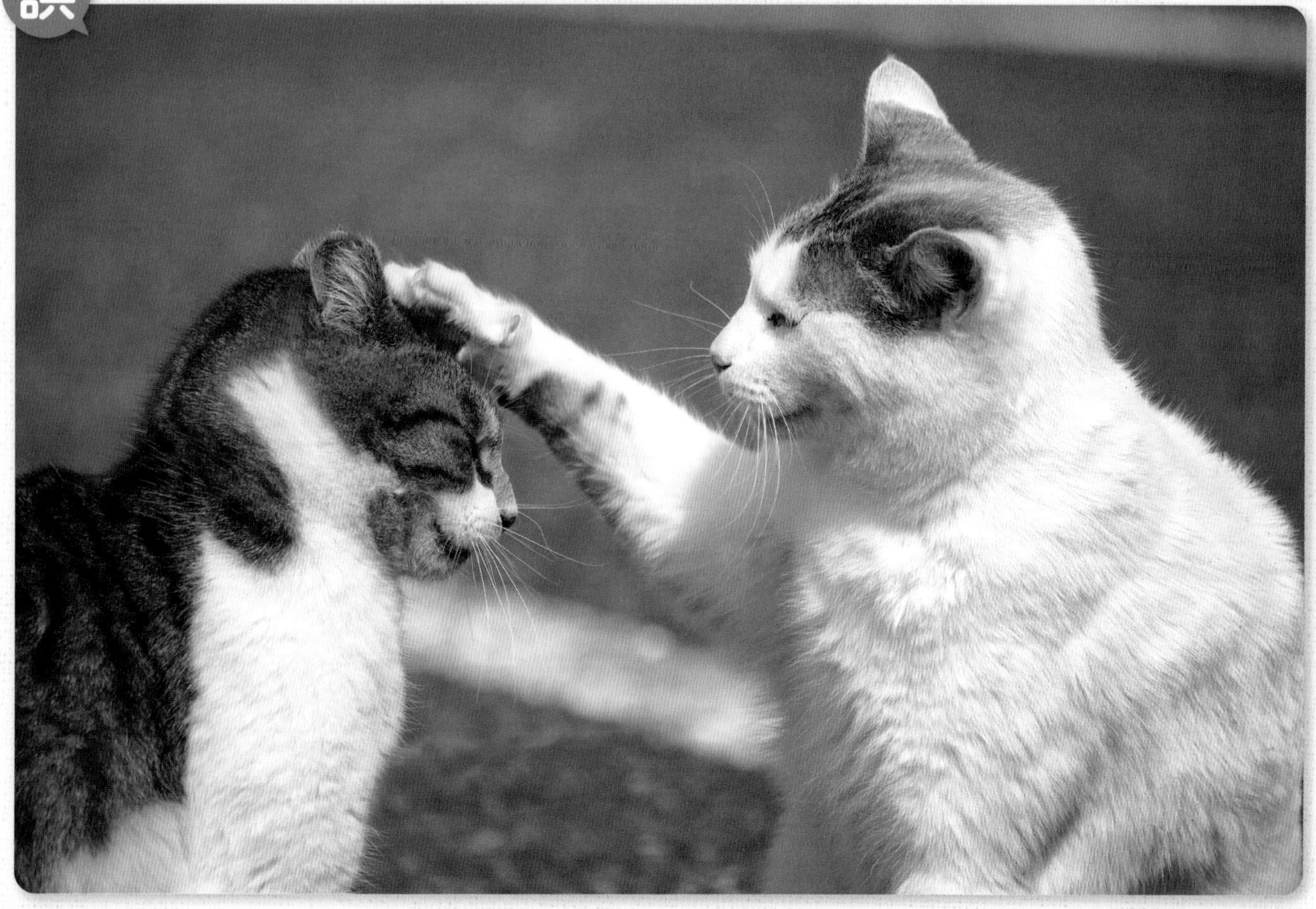

➡解答は66ページ

21 門番ねこ

この道を通りたければ、
わたしを笑わせてみせるのよ

1分で見つけた数	個
全部見つけるまでの時間	分　秒

正

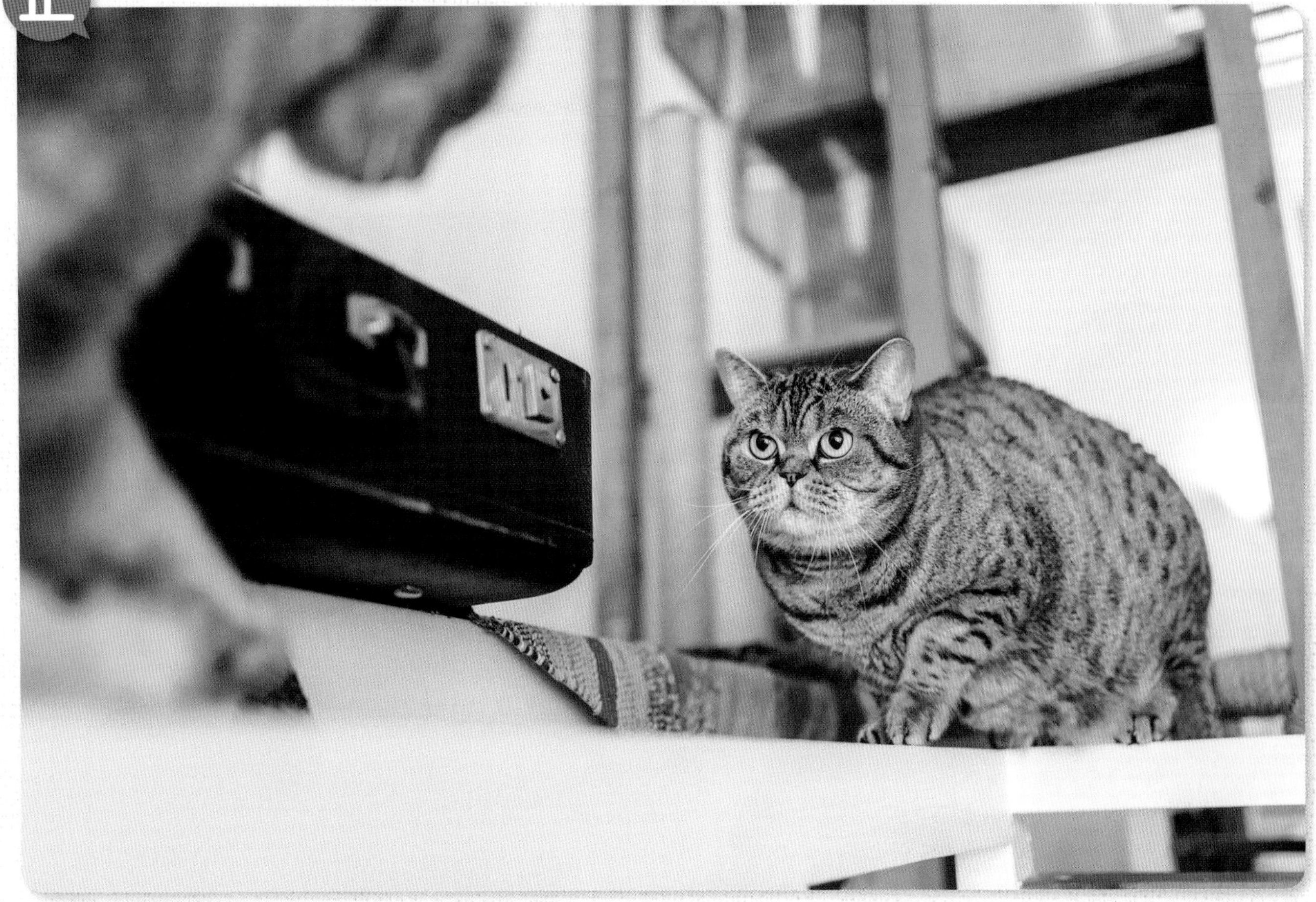

誤　まちがいは５つ。１分で探してにゃ。

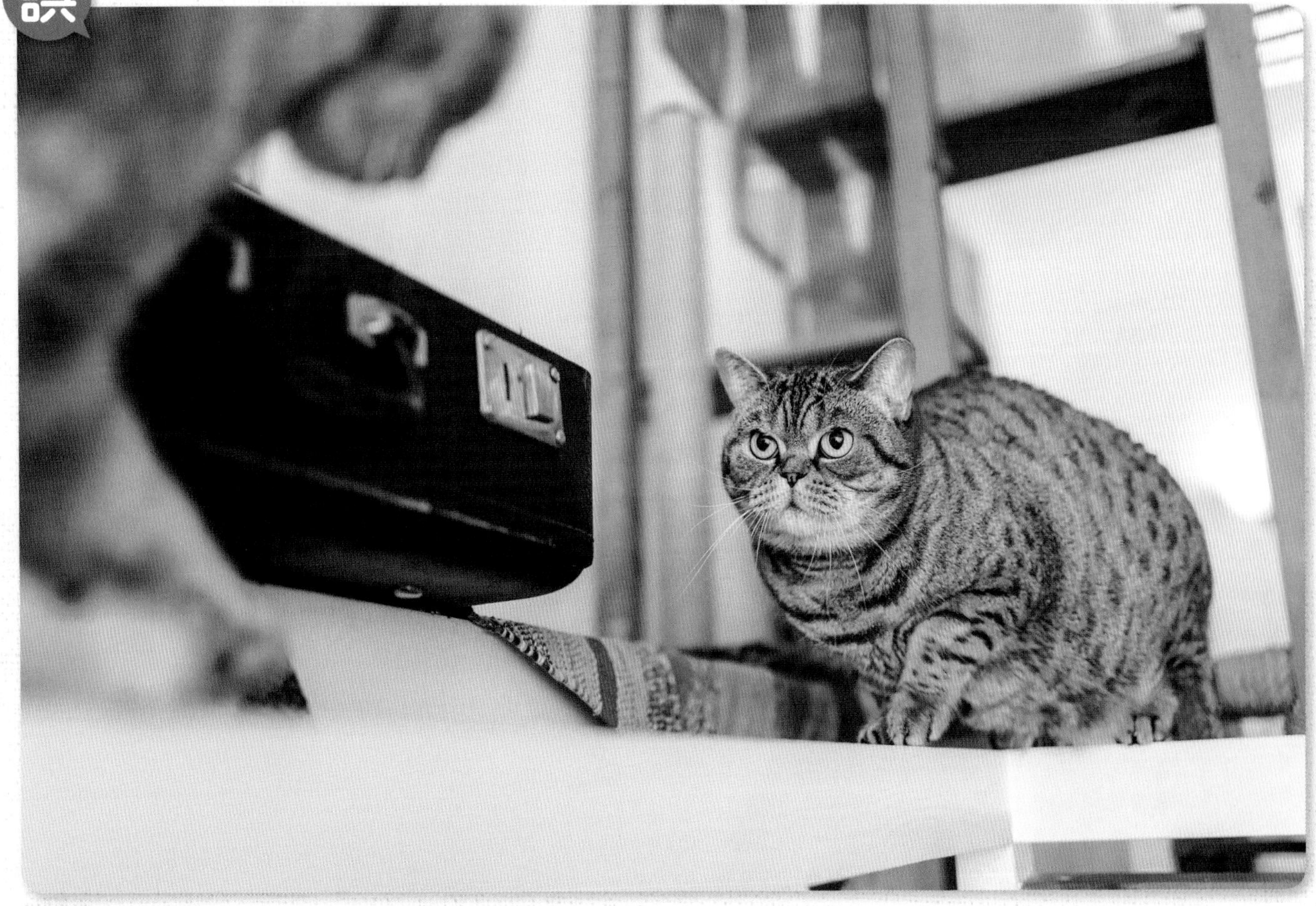

➡解答は66ページ

22 悪気はないねこ

ミカンかなと
思ったんですよ。
ごめんなさいね

1分で見つけた数	個
全部見つけるまでの時間	分　秒

正

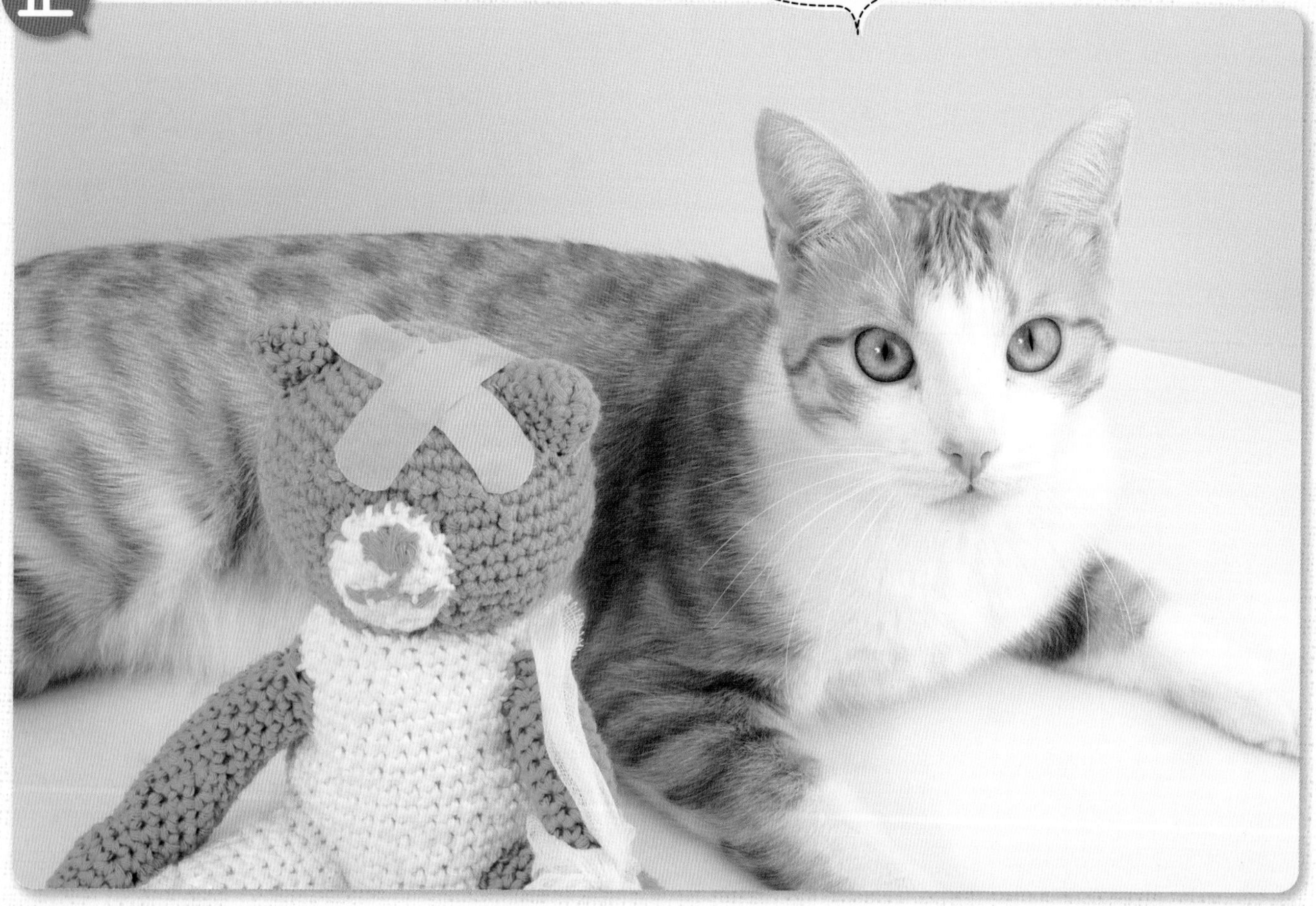

誤　まちがいは5つ。1分で探してにゃ。

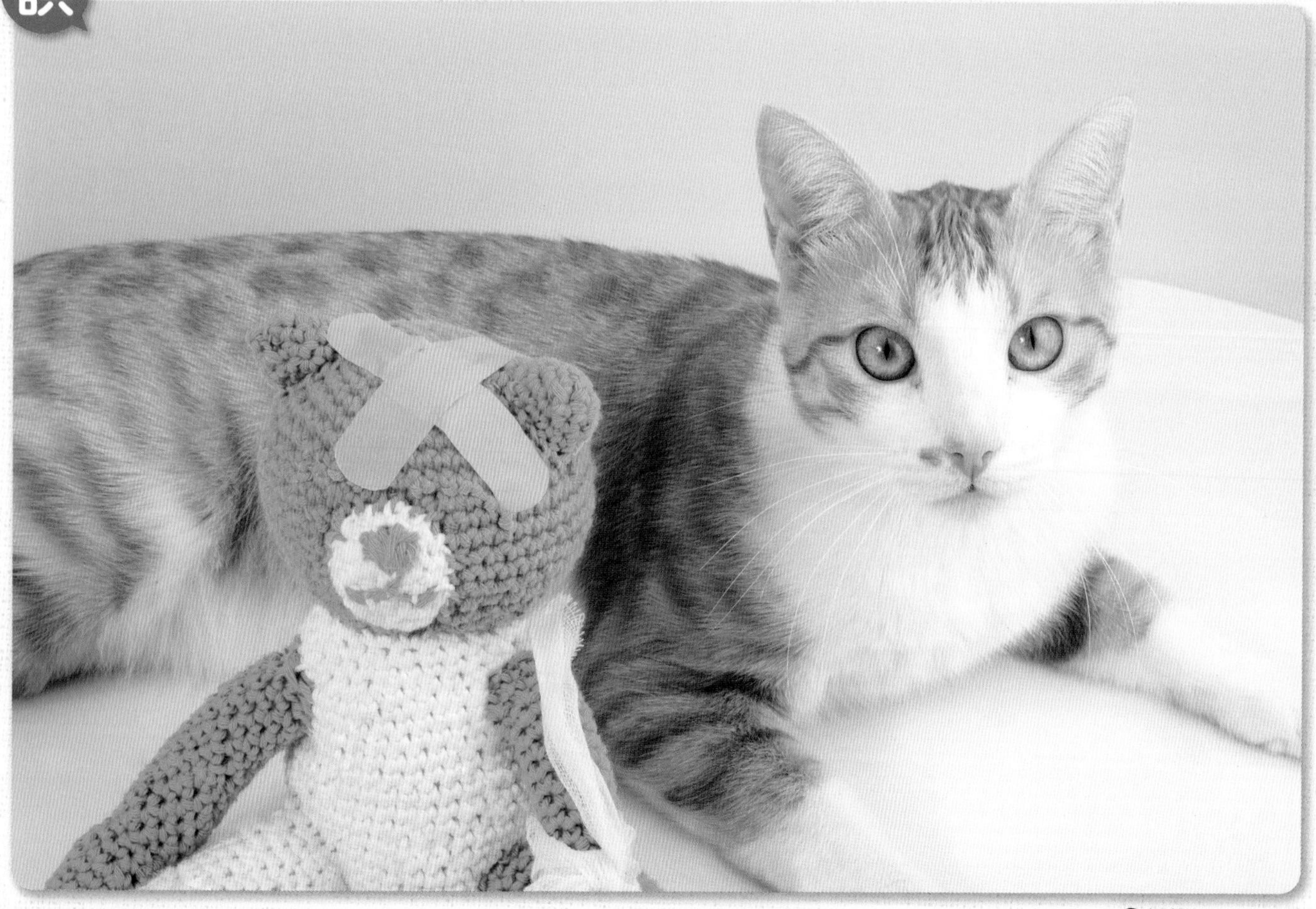

➡解答は66ページ

23 ねこの惑星

にゃっハッハッ！
この世界ではねこ様に
逆らうとこうにゃ

1分で見つけた数	個
全部見つけるまでの時間	分　秒

正

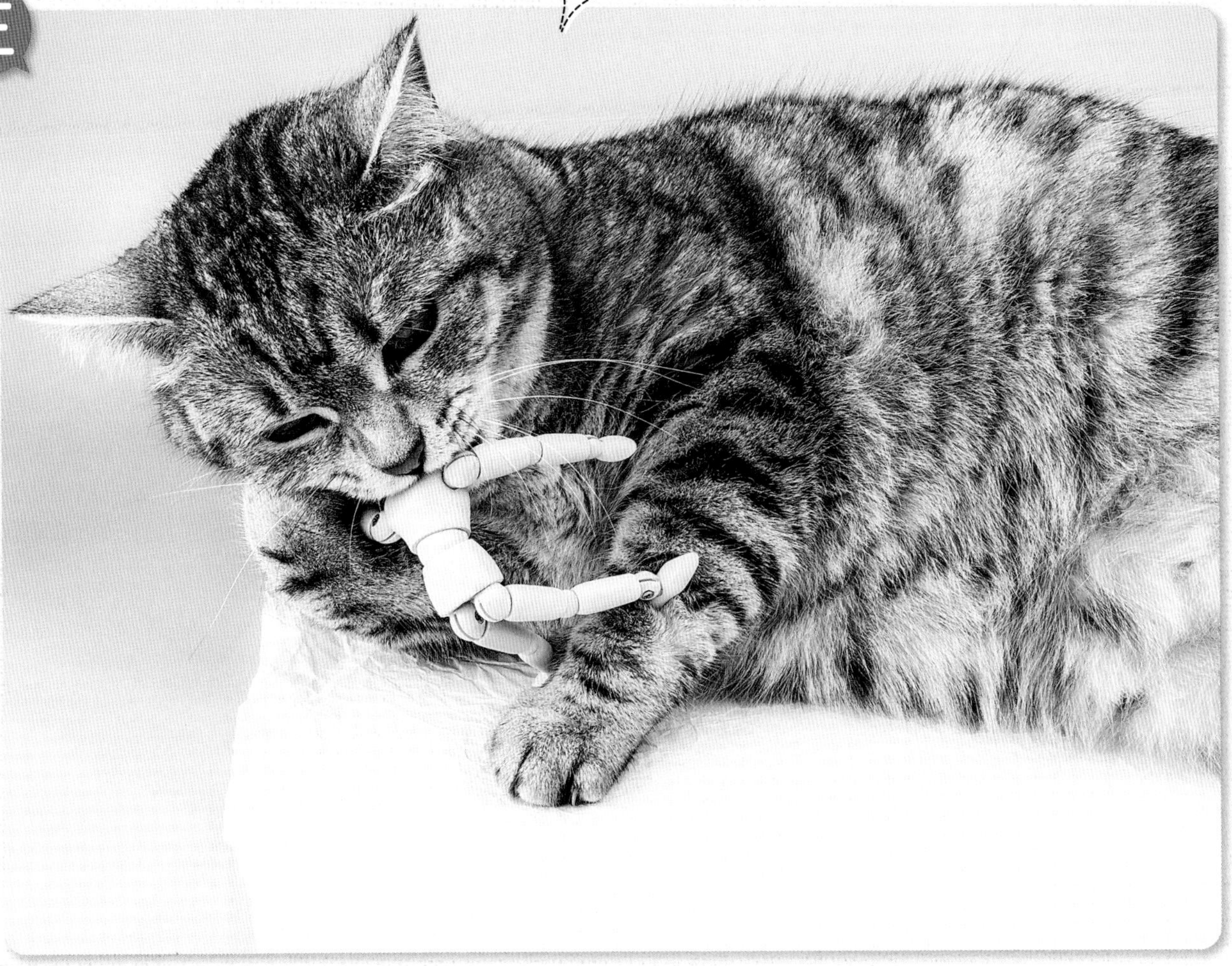

誤

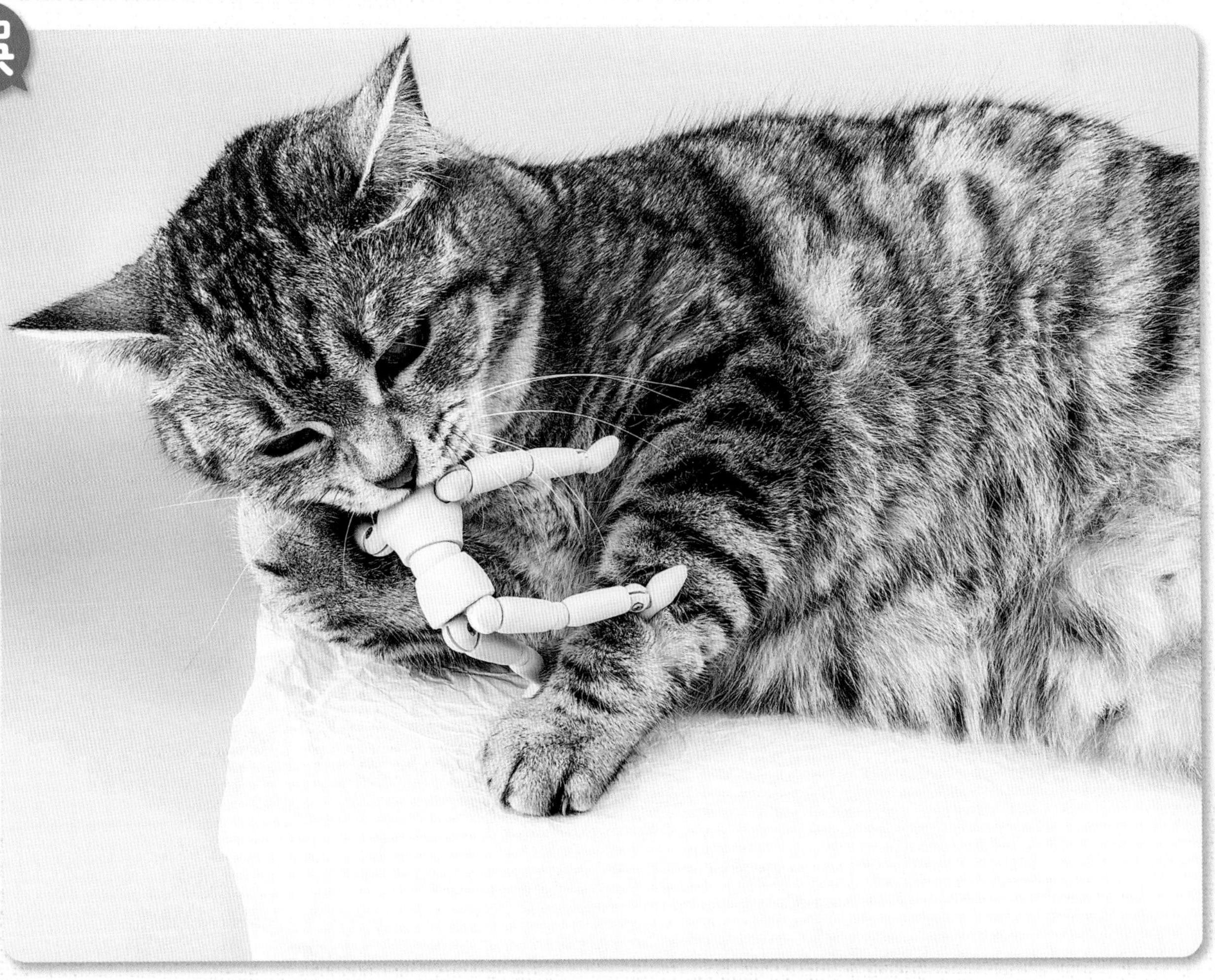

まちがいは5つ。1分で探してにゃ。

➡解答は67ページ

24

返ちてねこ

正

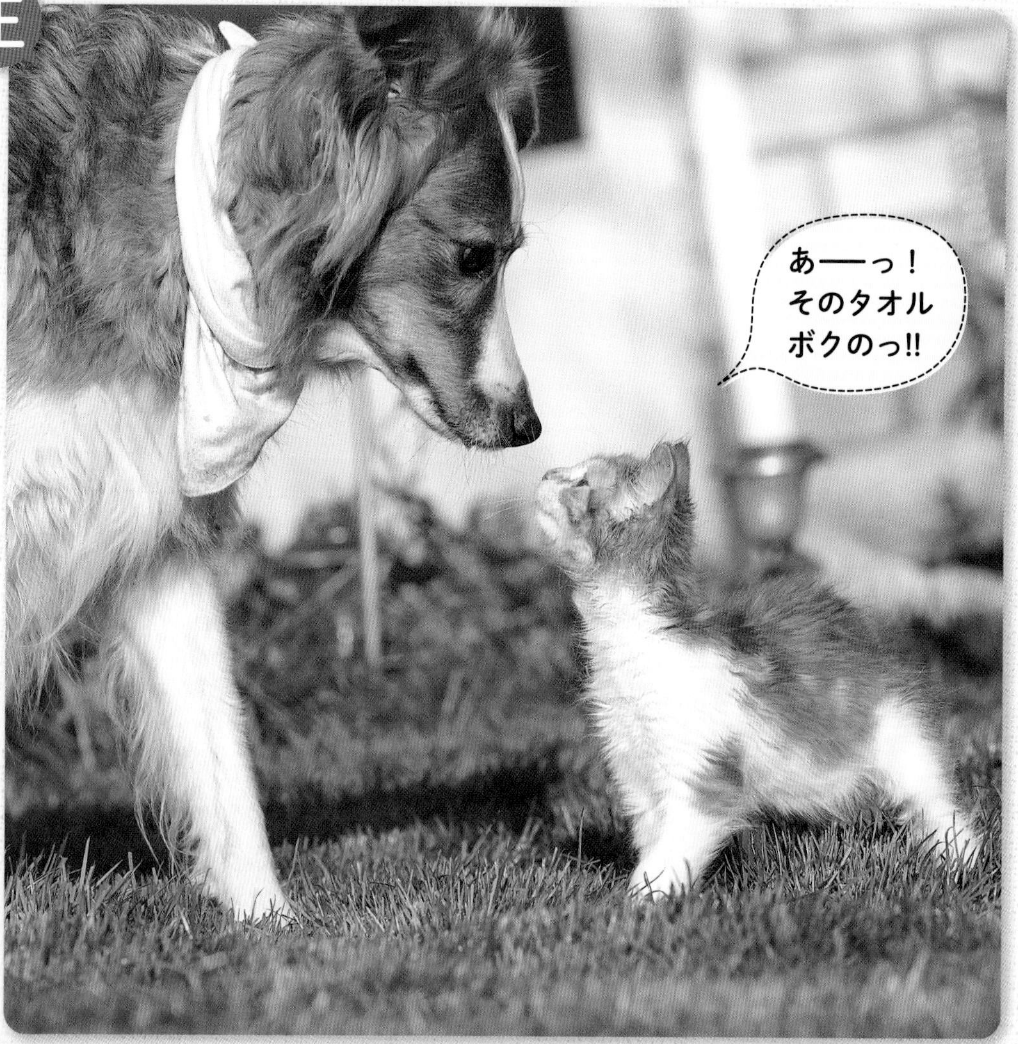

誤

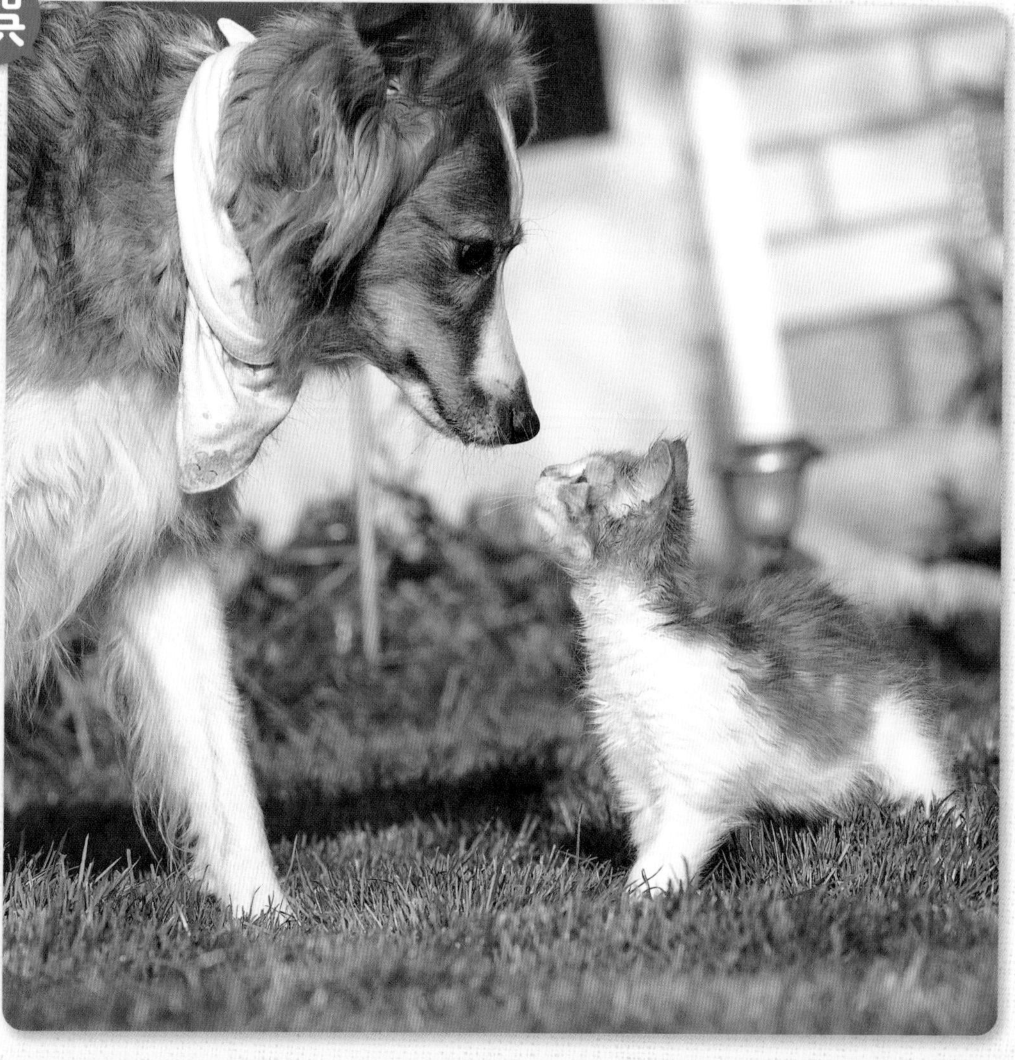

まちがいは5つ。1分で探してにゃ。

1分で見つけた数	個
全部見つけるまでの時間	分　秒

➡解答は67ページ

25 せりねこ

あいよー！ 次このカボチャ。
100円〜!! はい200円ー!!

1分で見つけた数	個
全部見つけるまでの時間	分　秒

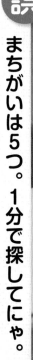

正

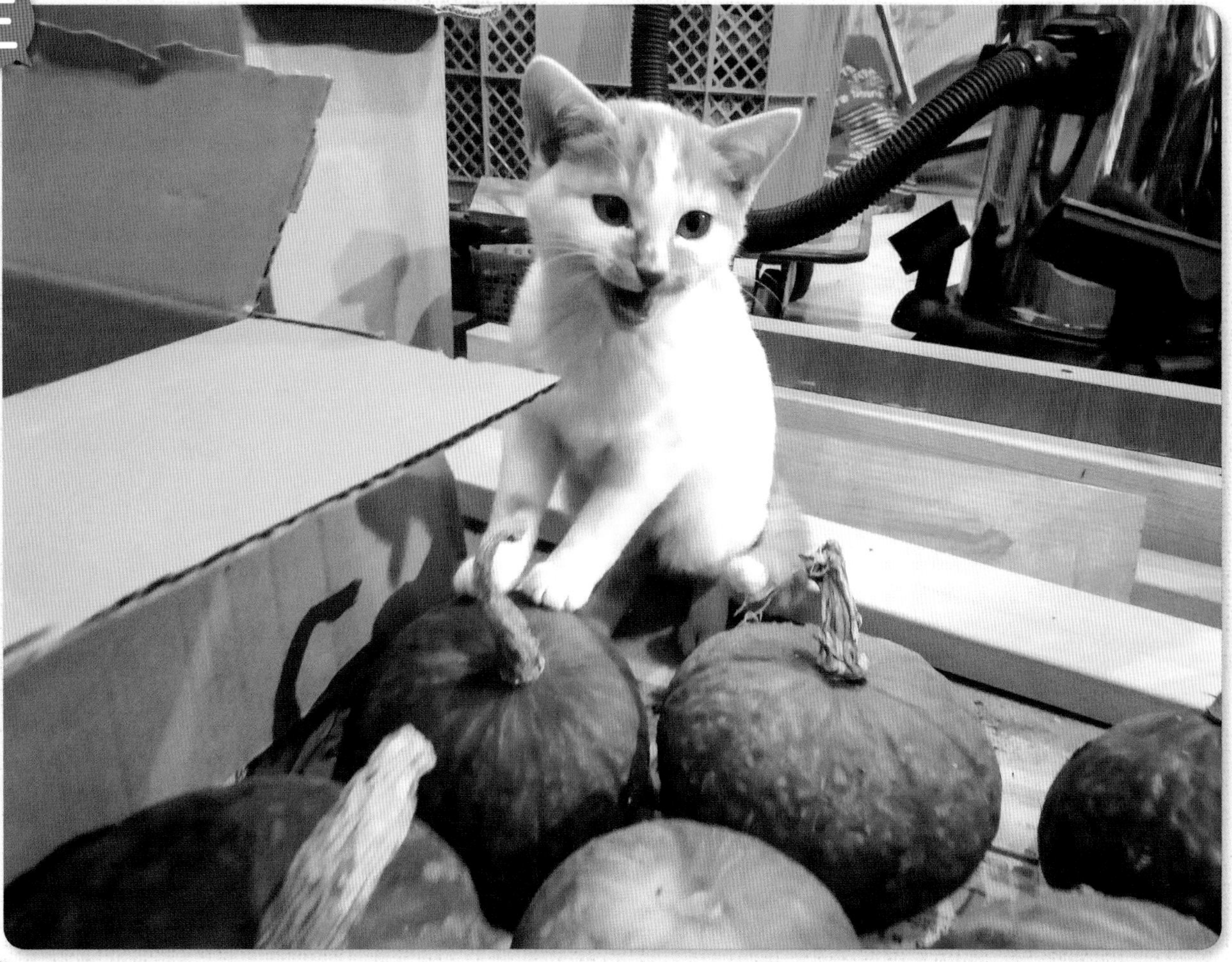

誤

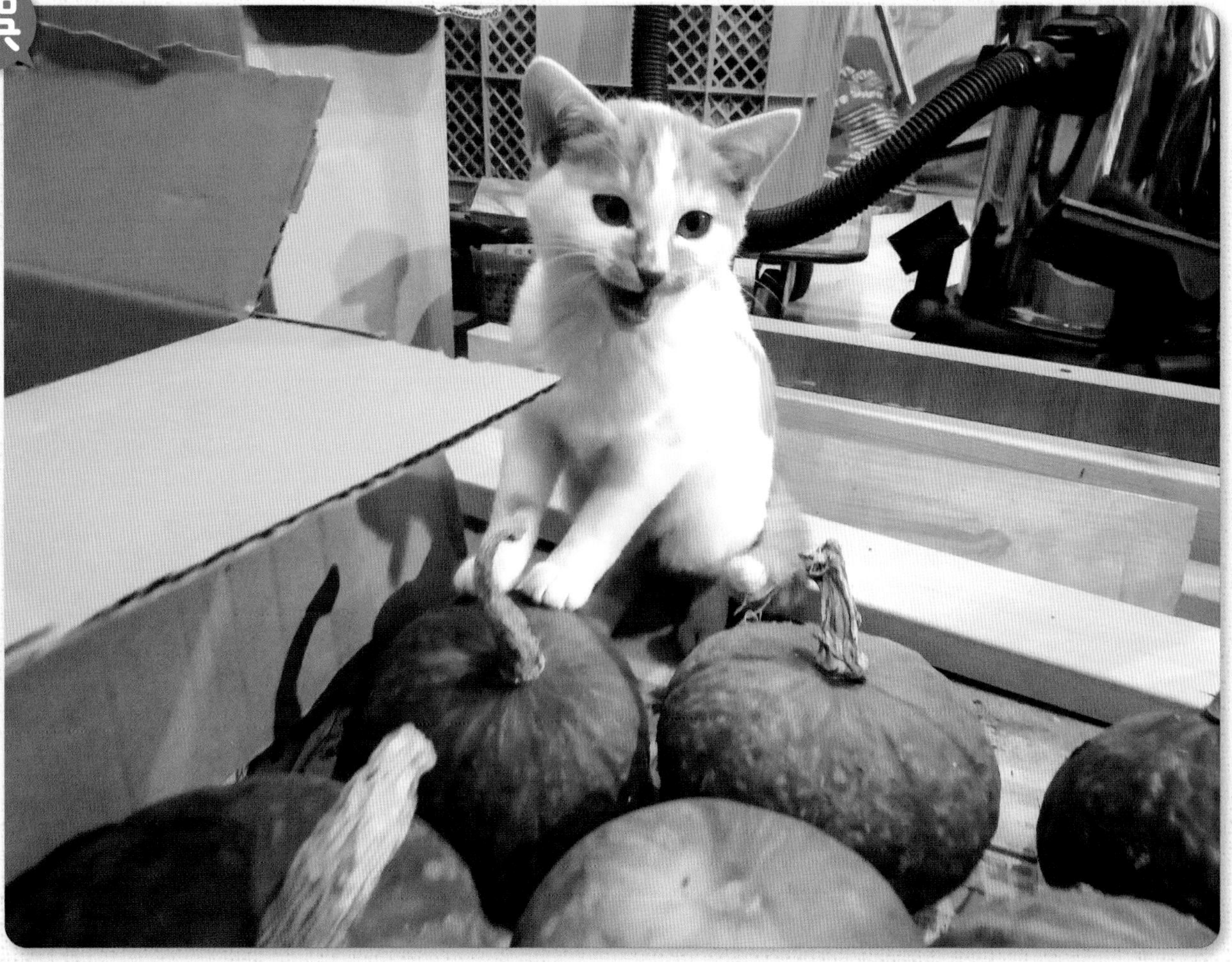

まちがいは5つ。1分で探してにゃ。

➡解答は67ページ

26 ガードにゃん

おっと、ここから先は
関係者以外立ち入り禁止だぜ

1分で見つけた数	個
全部見つけるまでの時間	分　秒

正

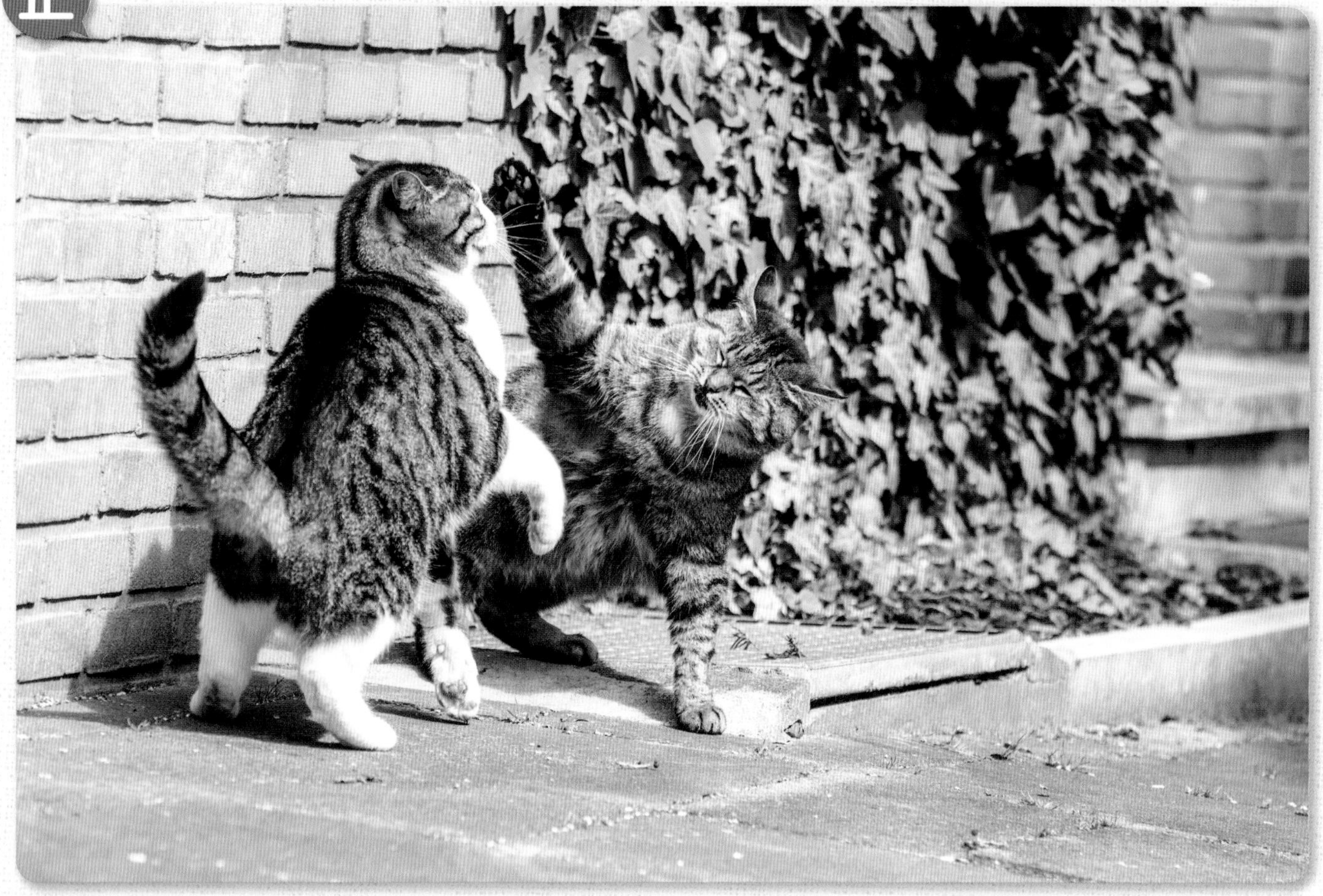

誤　まちがいは5つ。1分で探してにゃ。

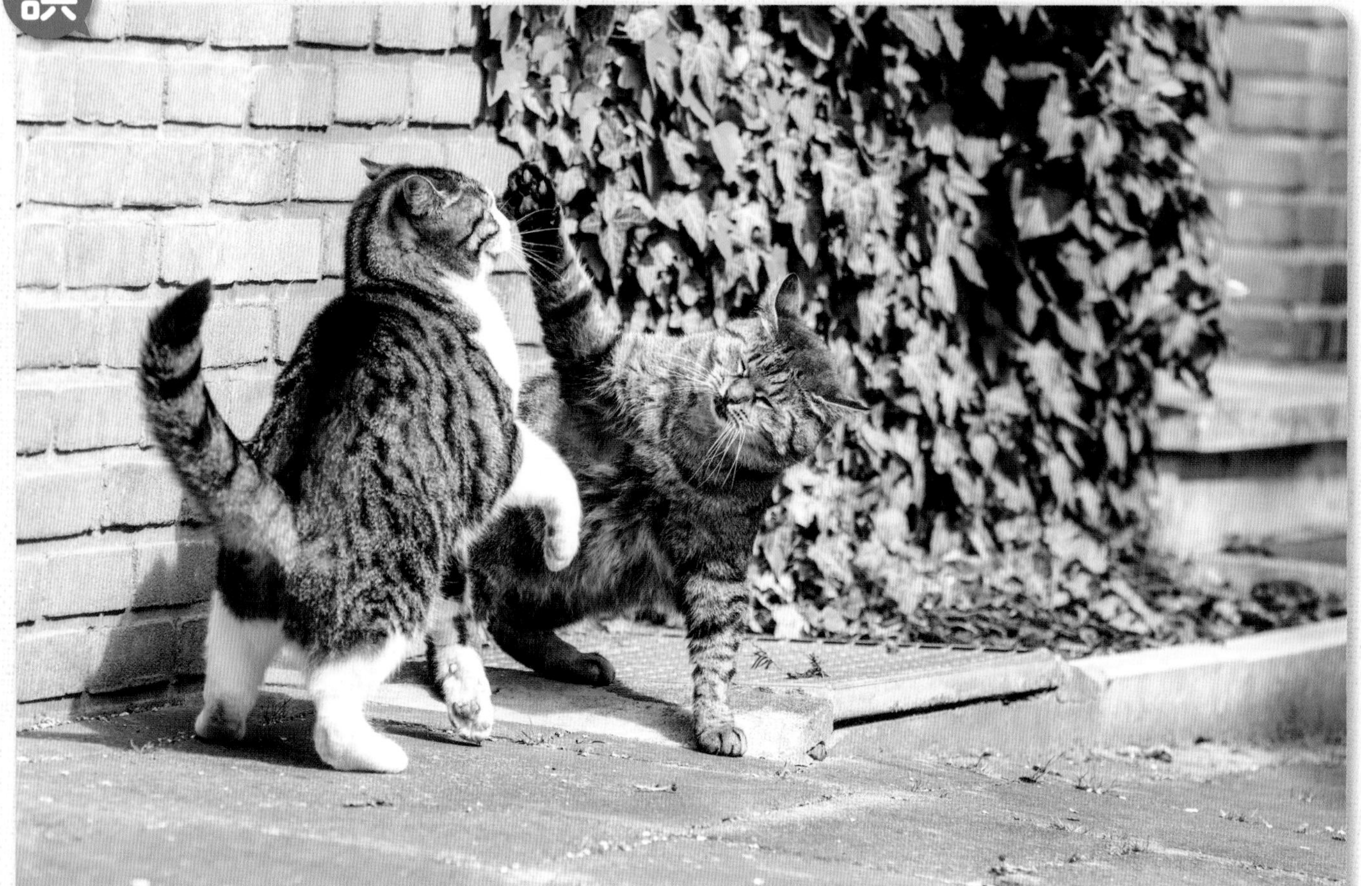

➡解答は67ページ

27 見まもりねこ

歯磨きをしっかり
しないとここから
動きませんにゃ

1分で見つけた数	個
全部見つけるまでの時間	分　秒

正

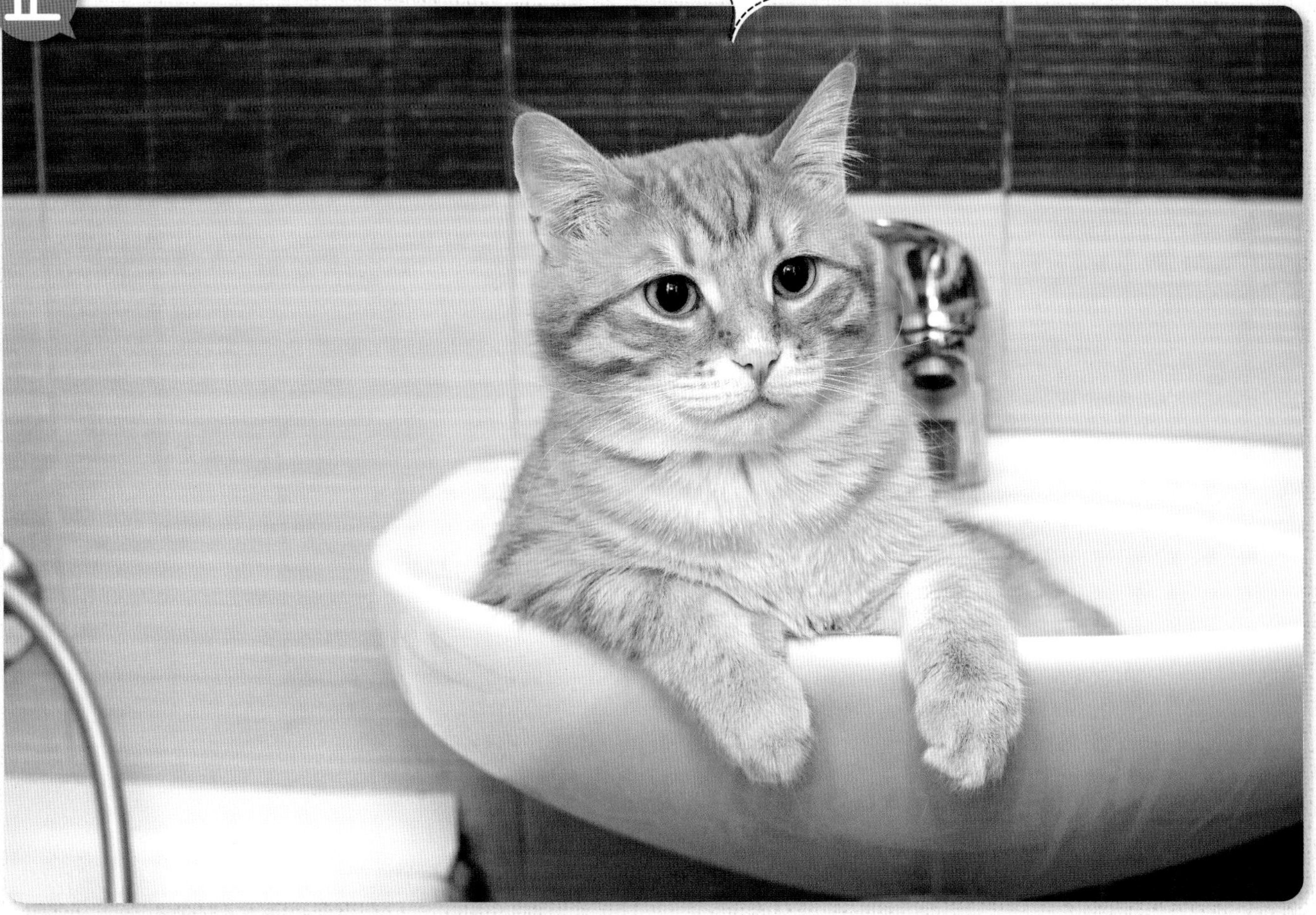

誤　まちがいは５つ。１分で探してにゃ。

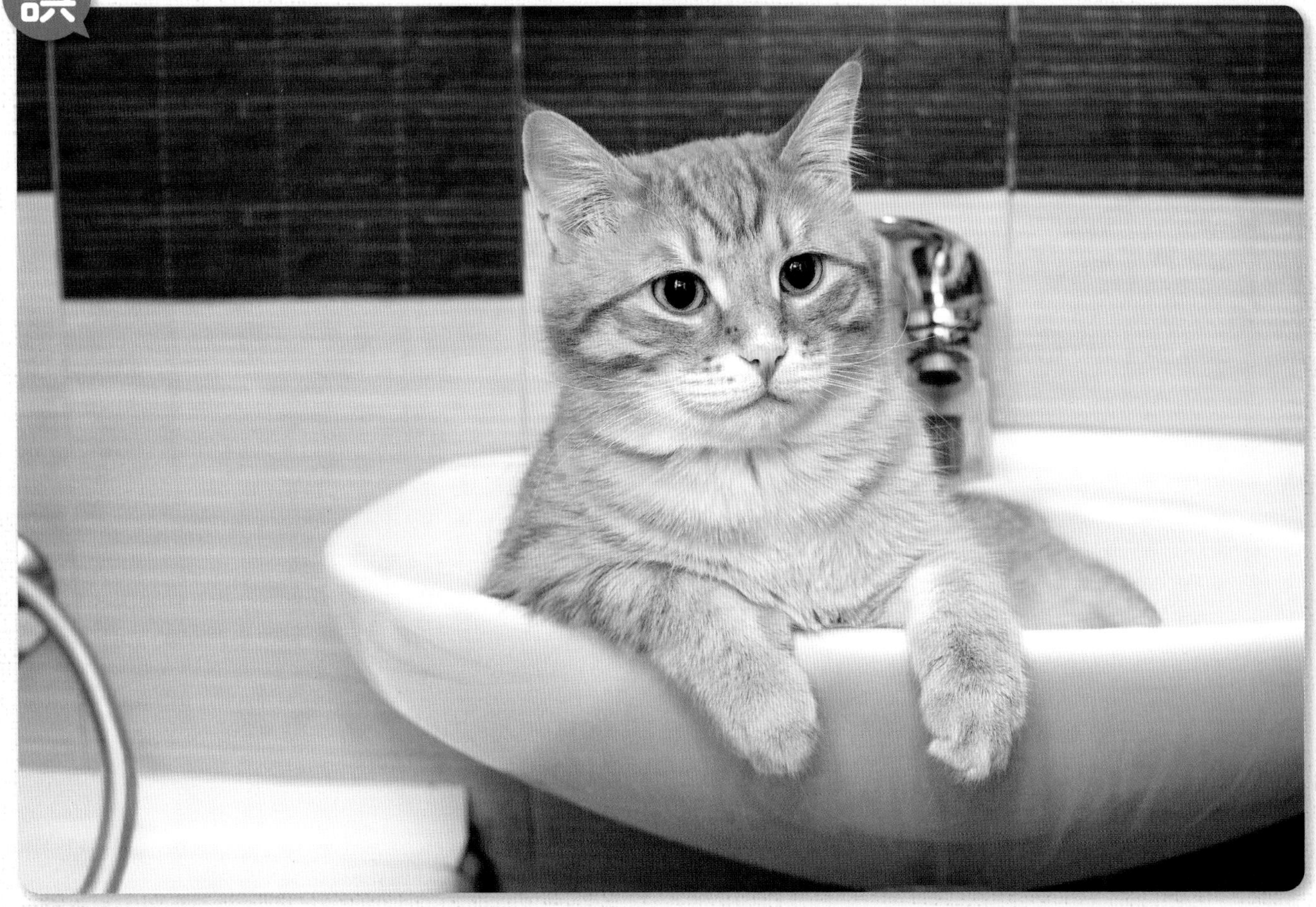

➡解答は67ページ

28 舞台俳優ねこ

じゃあまたな、
愛してるよ
ジュリエット

1分で見つけた数	個
全部見つけるまでの時間	分　秒

正

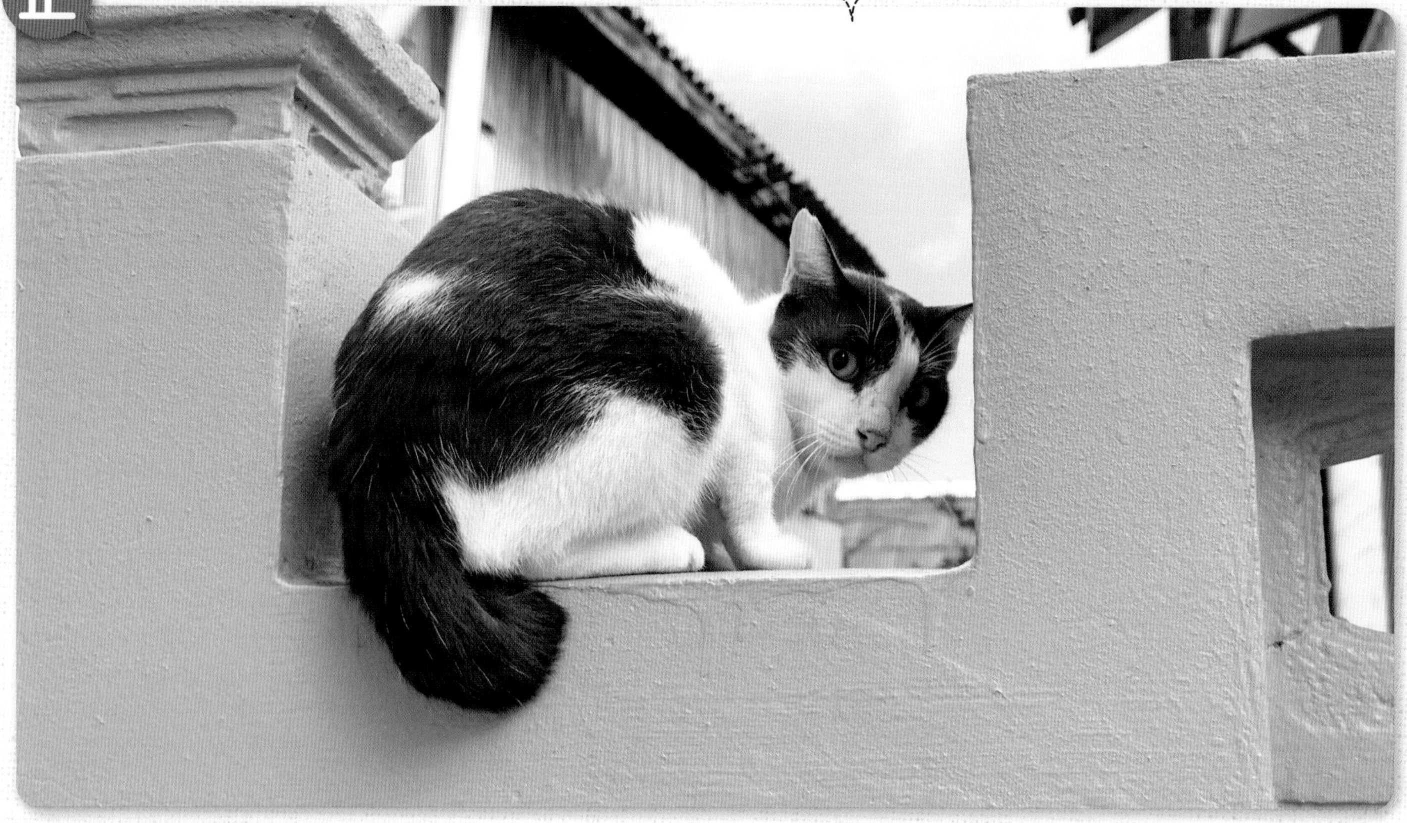

誤　まちがいは５つ。１分で探してにゃ。

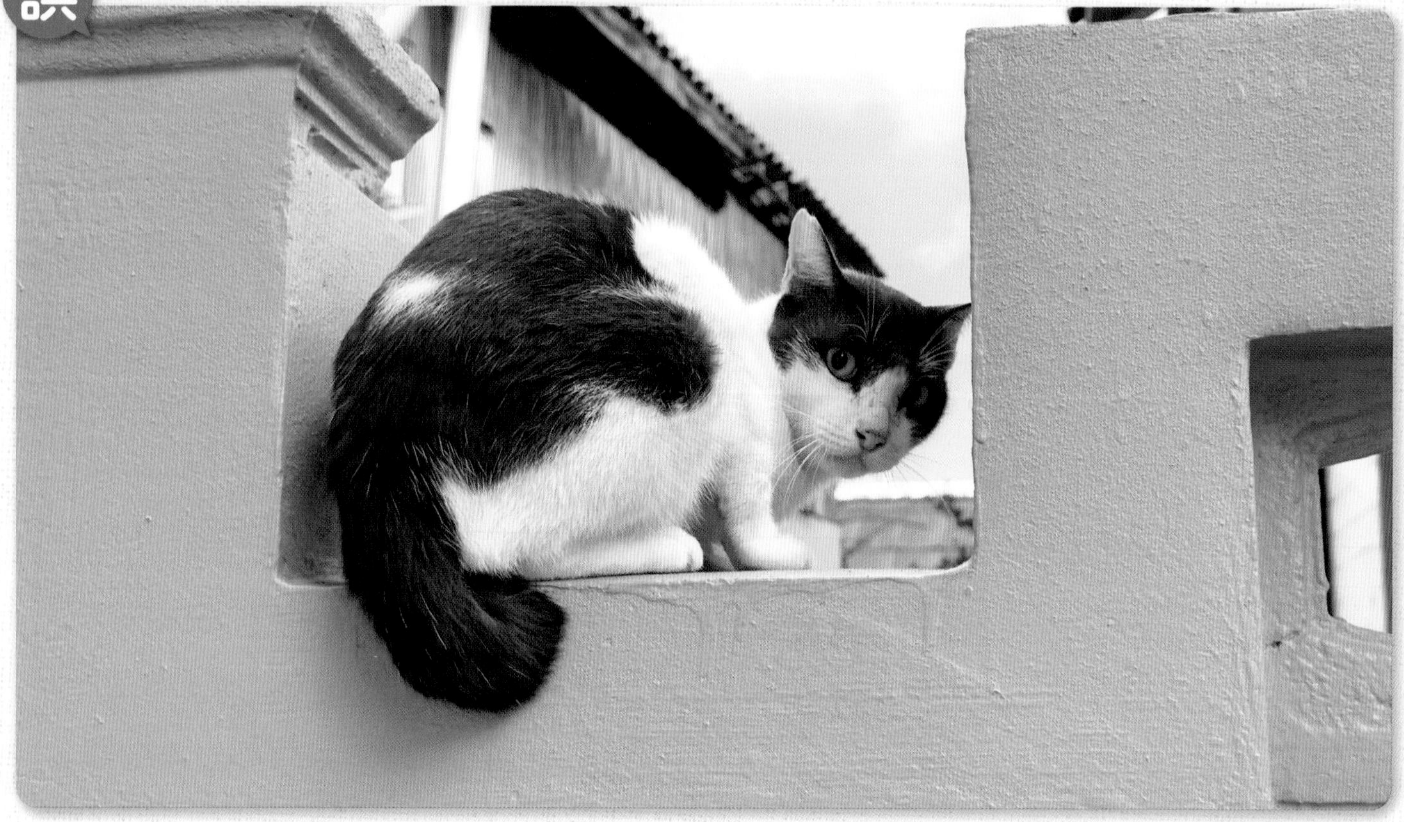

➡解答は67ページ

29 知恵のにゃ

さて、あなたは
このねこたちを
ほどけるかにゃ？

1分で見つけた数	個
全部見つけるまでの時間	分　秒

正

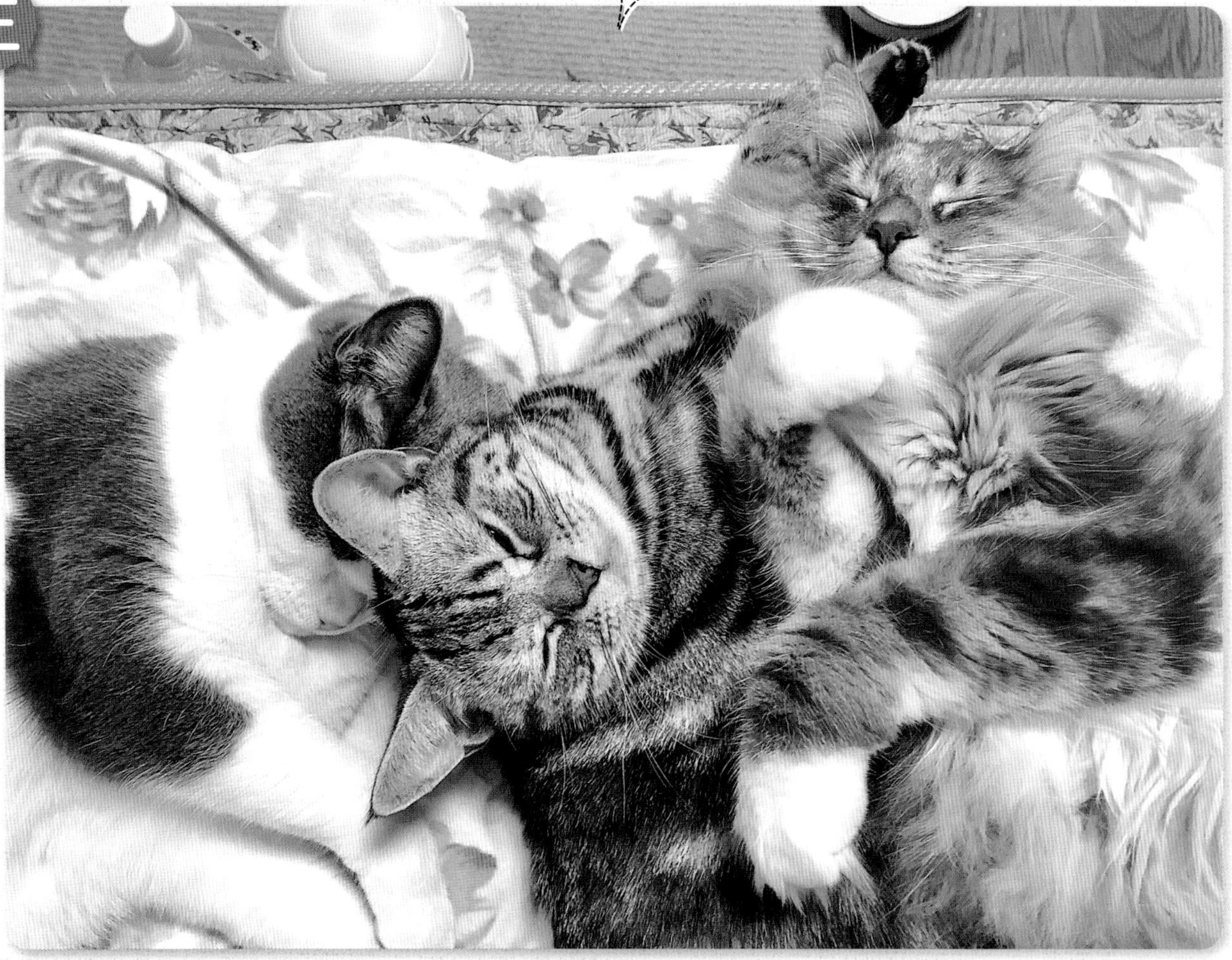

誤

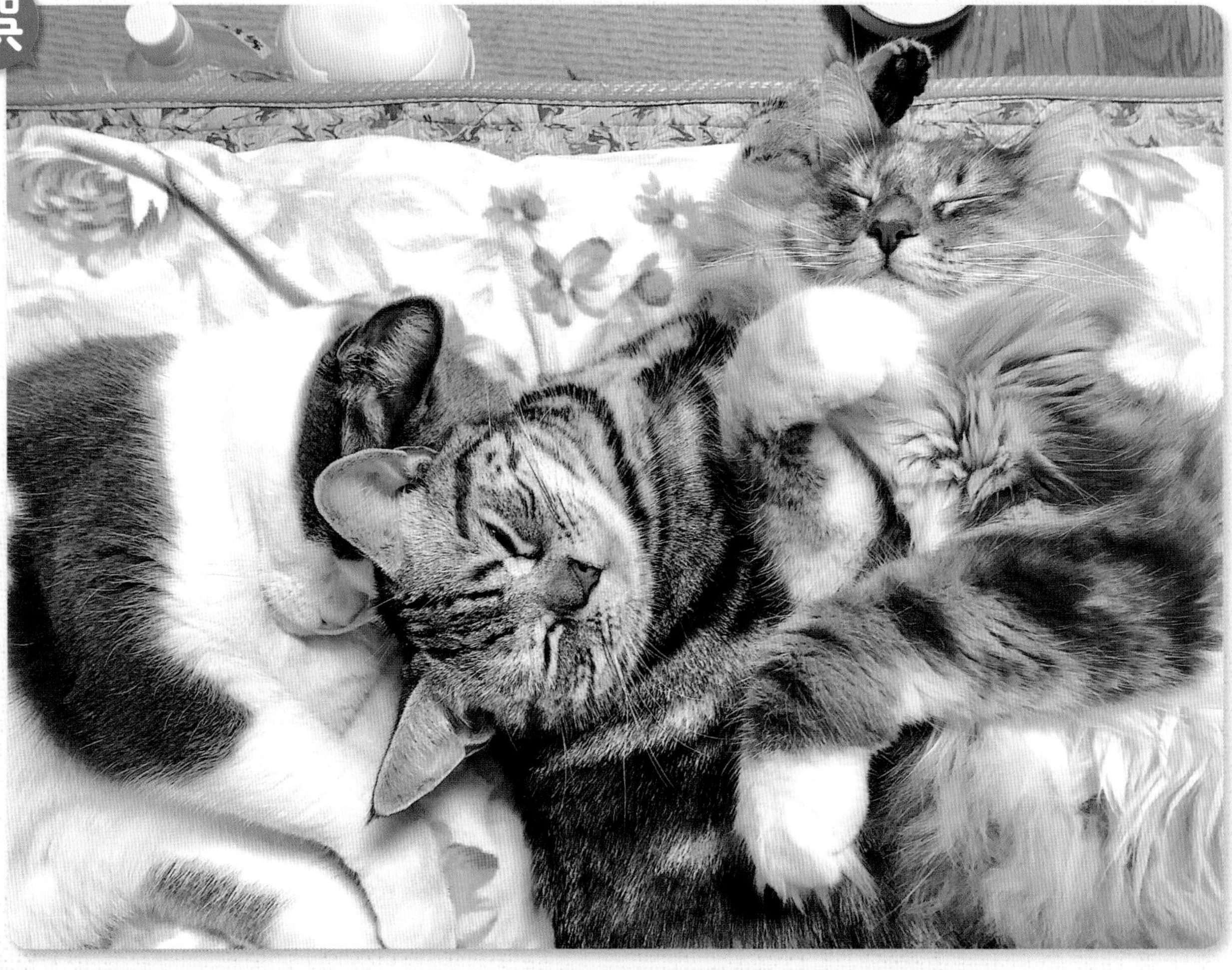

まちがいは5つ。1分で探してにゃ。

➡解答は67ページ

30 やってみたいねこ

へぇ。キックボードに
乗るときはこうすんのかぁ

1分で見つけた数	個
全部見つけるまでの時間	分　秒

正

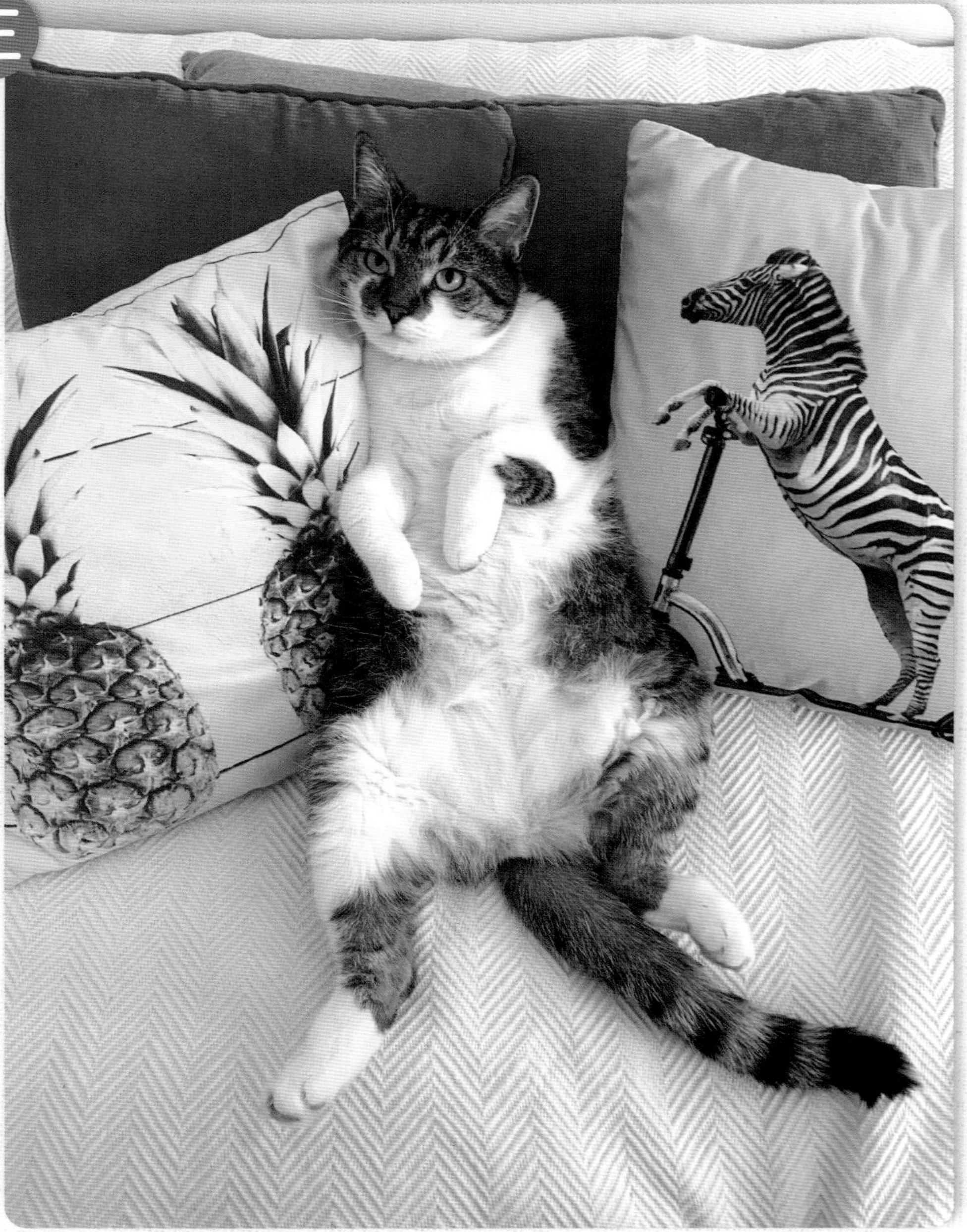

まちがいは5つ。1分で探してにゃ。

誤

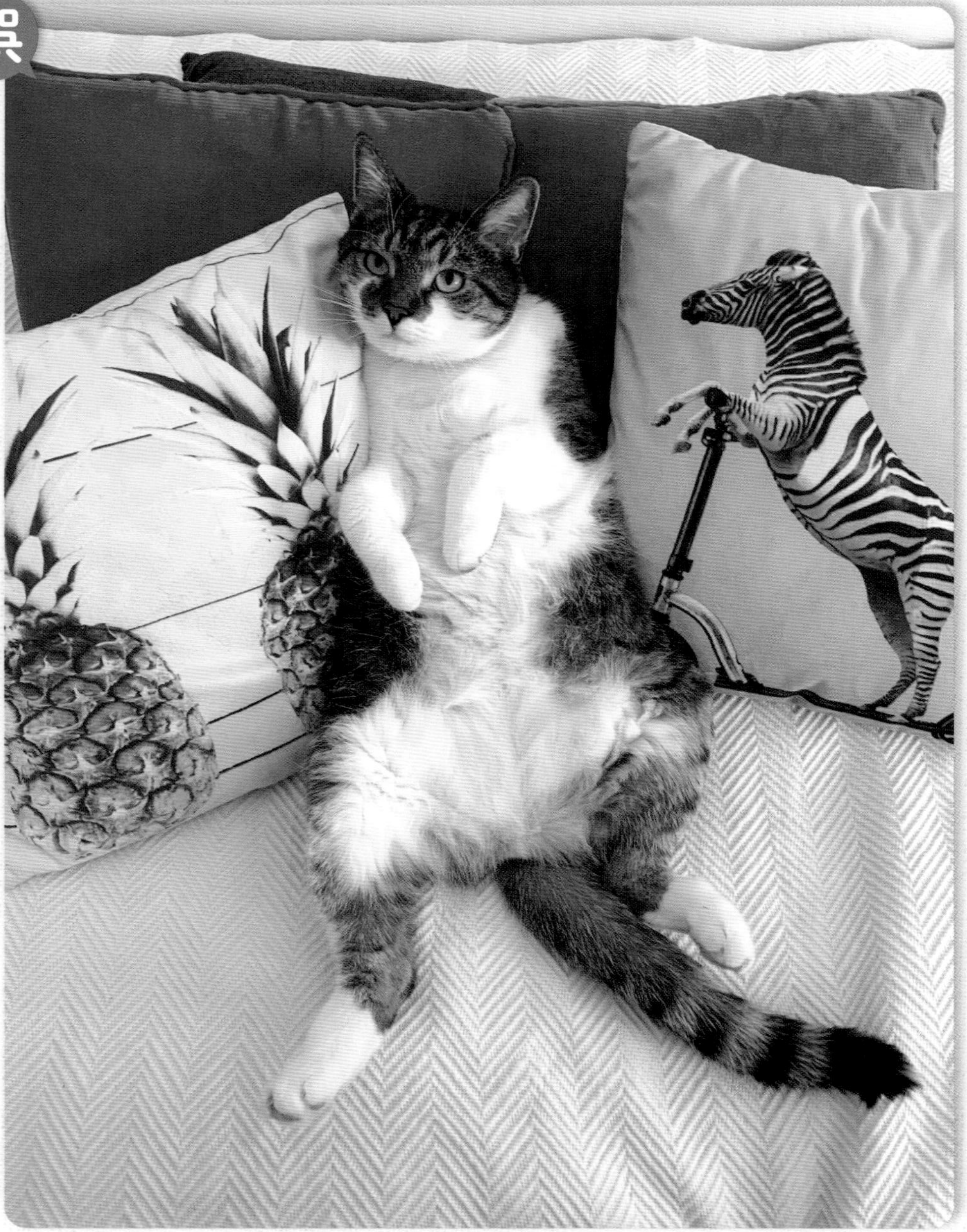

➡解答は67ページ

31 思い出せないねこ

やばいぞ。
３次会からの
記憶がにゃいぞ…

1分で見つけた数	個
全部見つけるまでの時間	分　秒

正

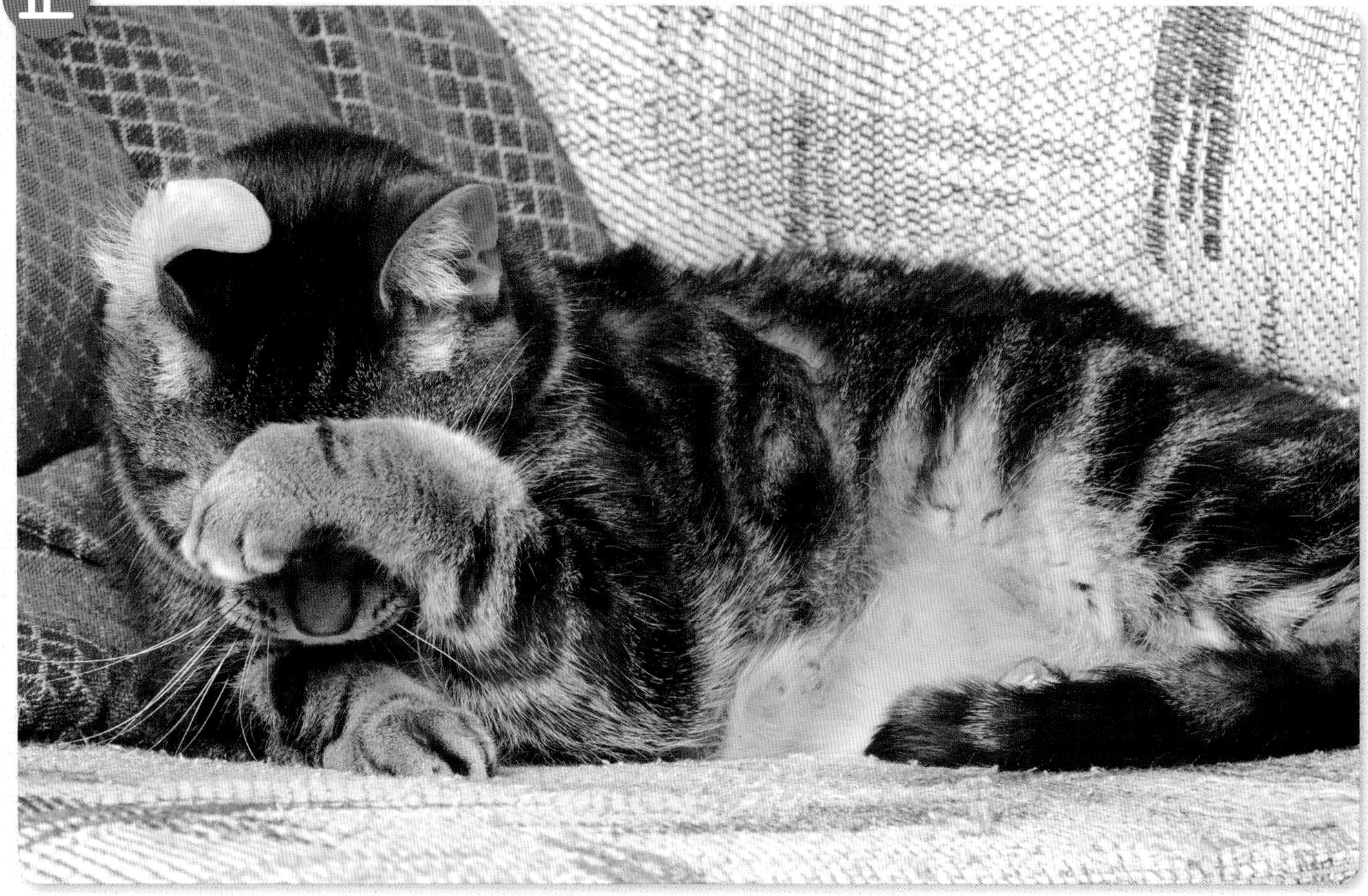

誤

まちがいは５つ。１分で探してにゃ。

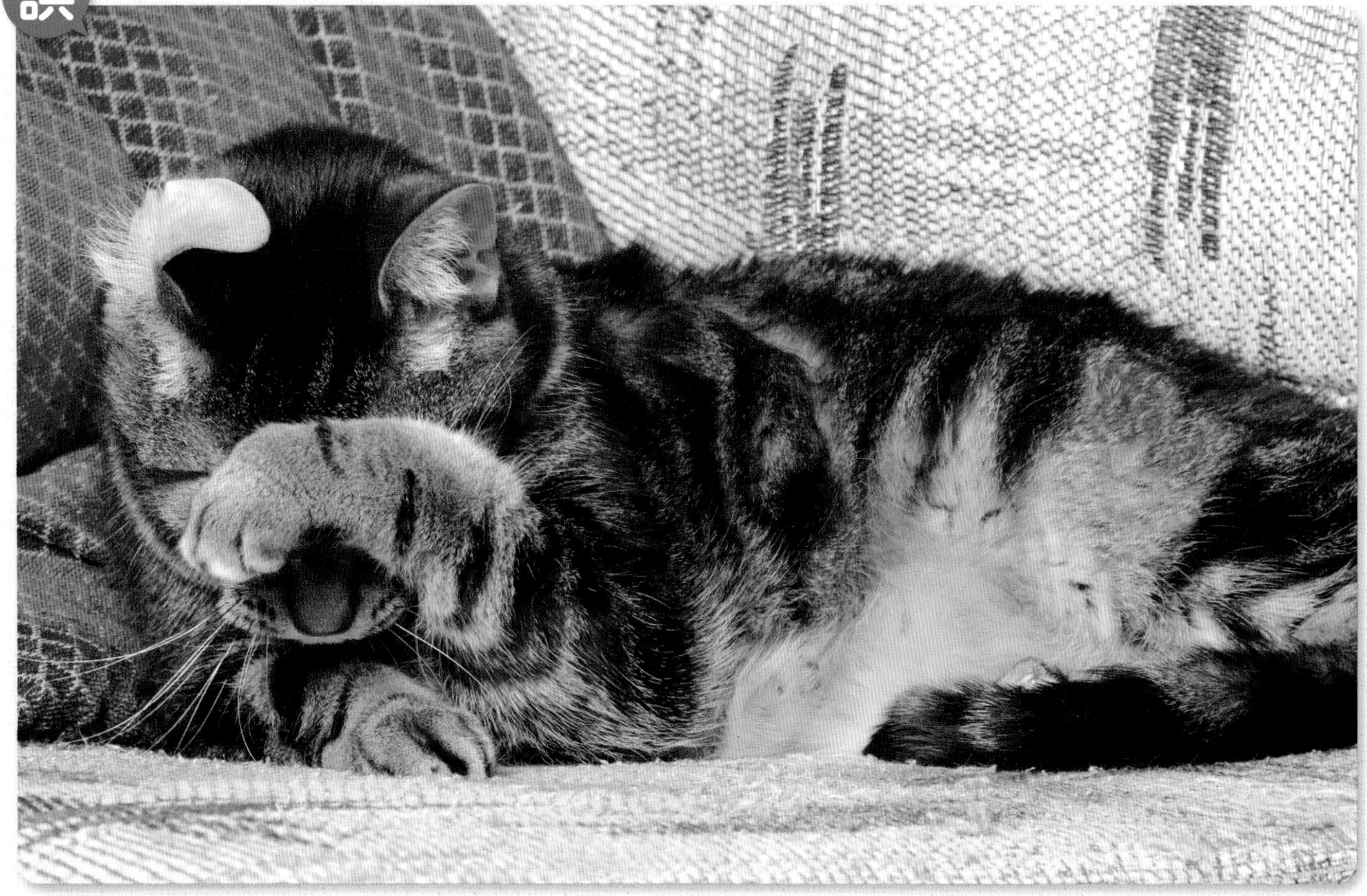

➡解答は68ページ

32 パラシュートねこ

今なら空も
自由に飛べるはずにゃ

1分で見つけた数	個
全部見つけるまでの時間	分　秒

正

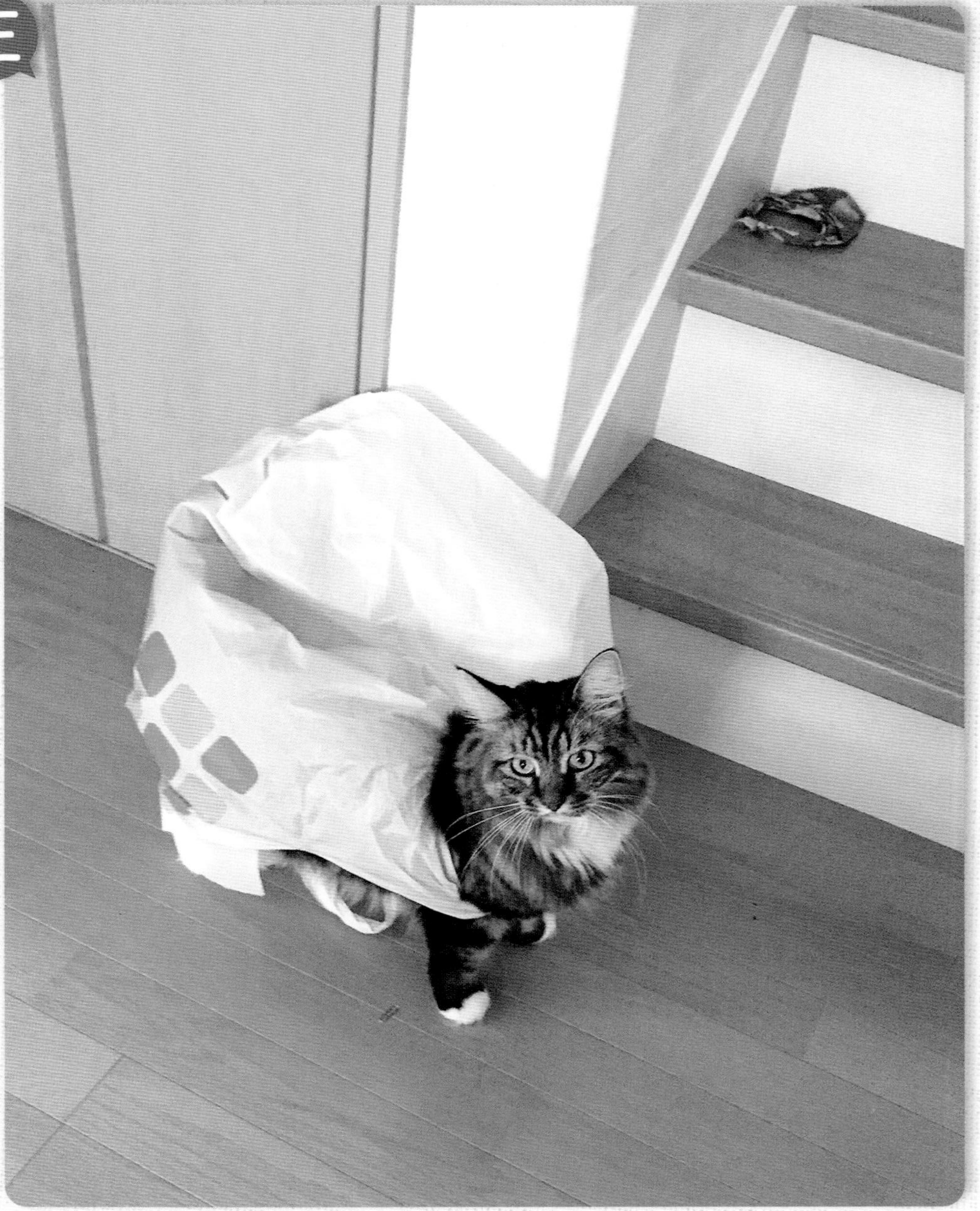

まちがいは5つ。1分で探してにゃ。

誤

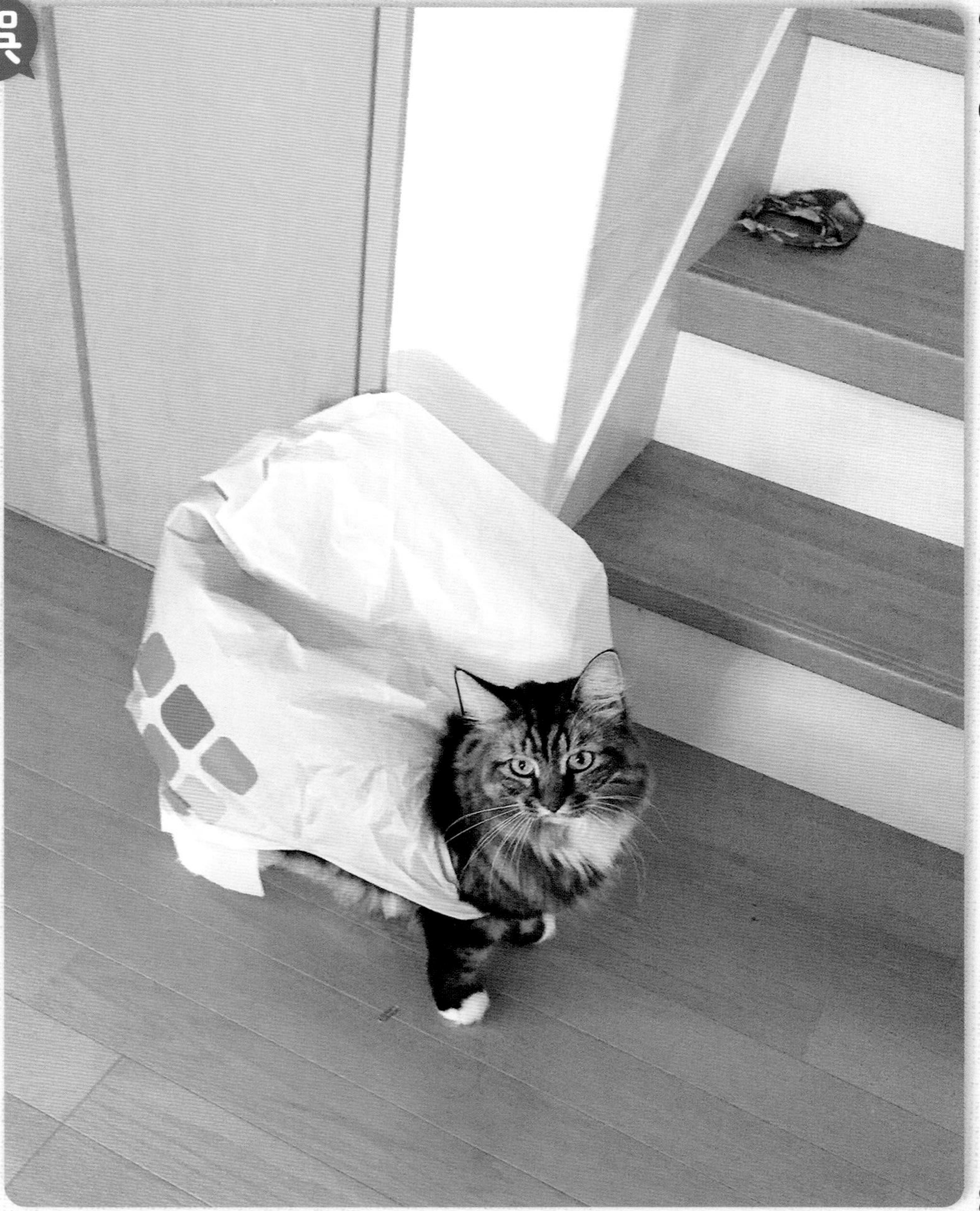

➡解答は68ページ

33 隣のねこは青く見える

えーっ！
このシッポの色
めっちゃいいじゃーん

1分で見つけた数	個
全部見つけるまでの時間	分　秒

正

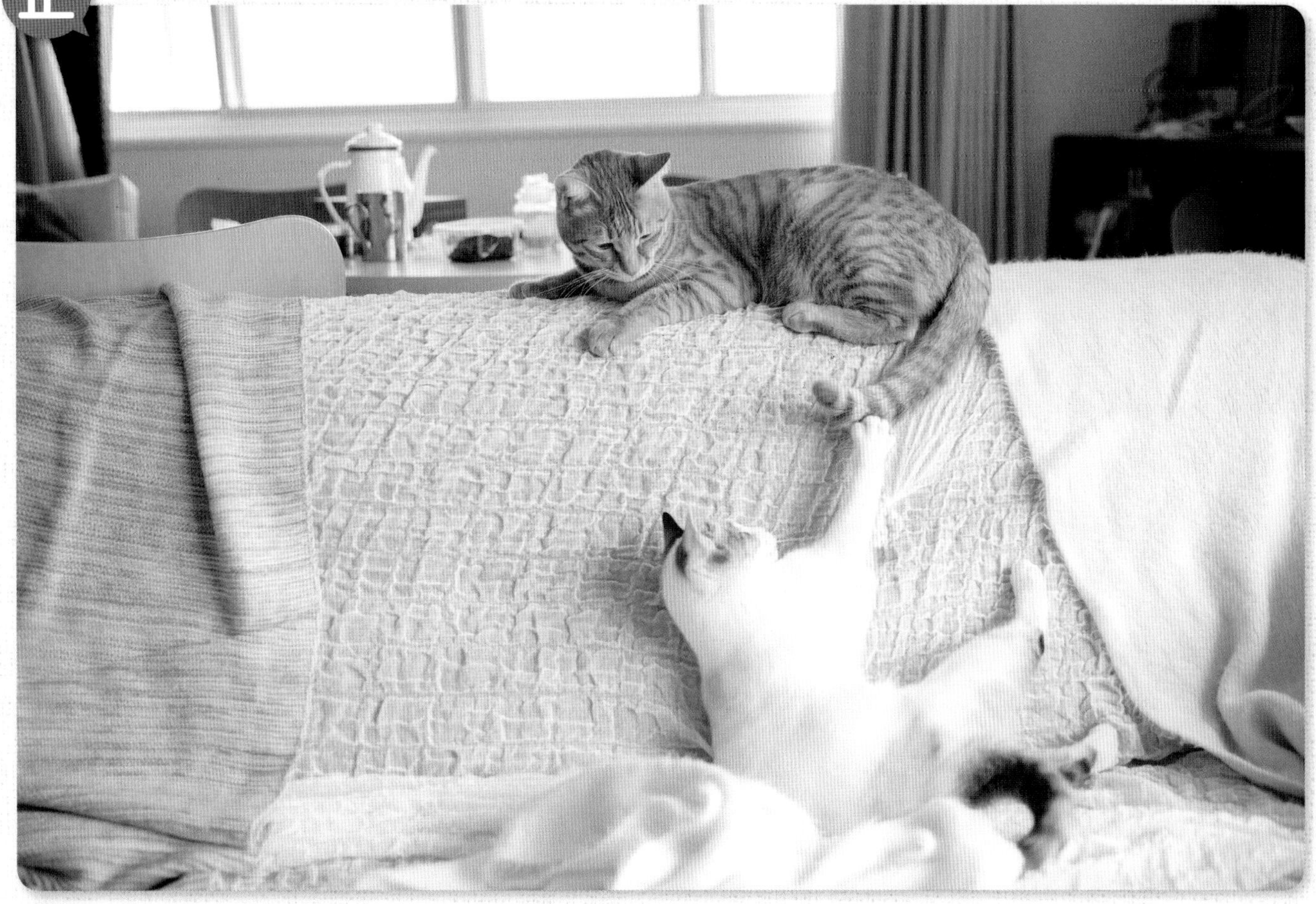

誤

まちがいは５つ。１分で探してにゃ。

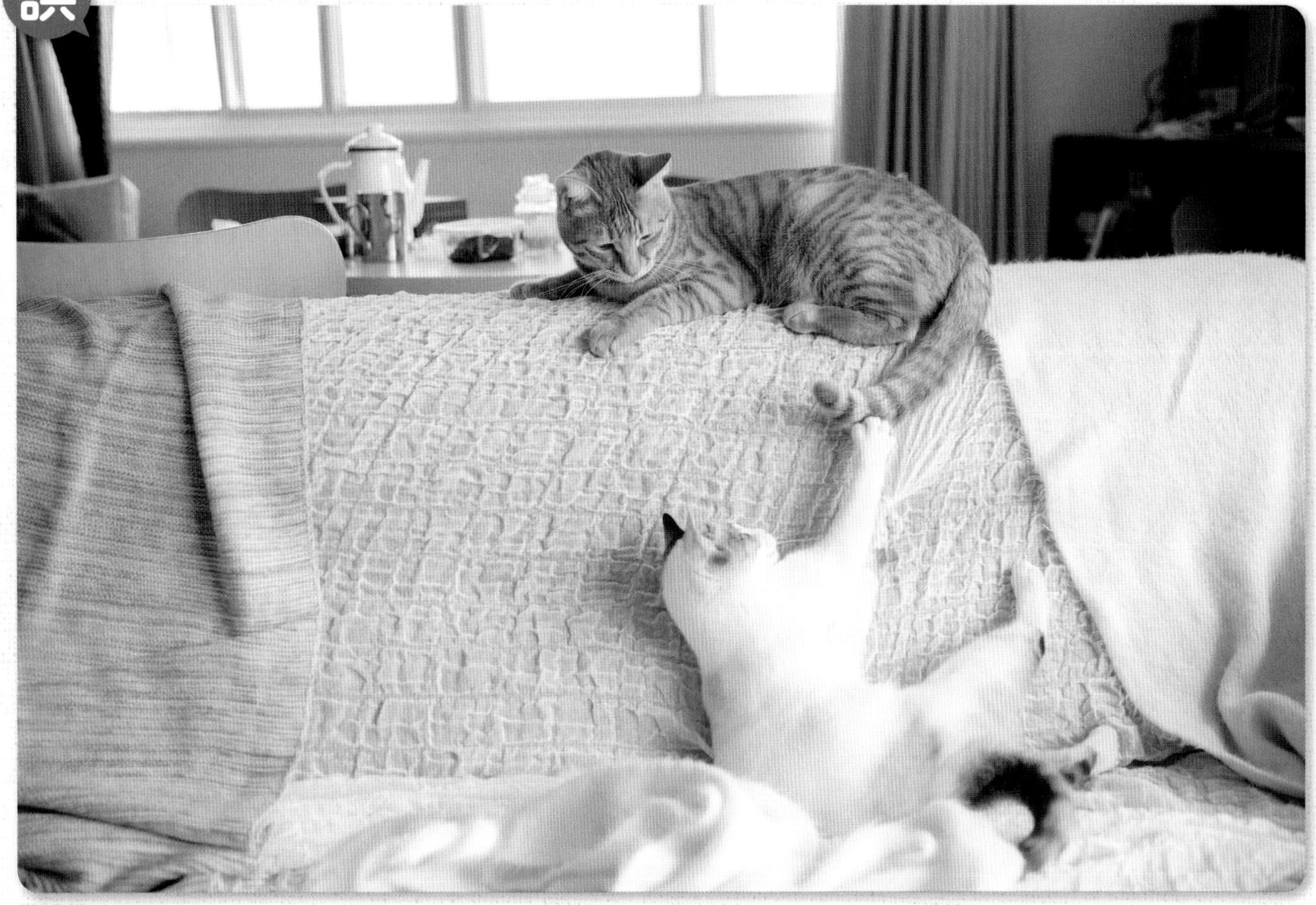

➡解答は68ページ

34 業者ねこ

あっ、奥さん
ここが詰まってました

1分で見つけた数	個
全部見つけるまでの時間	分　秒

正

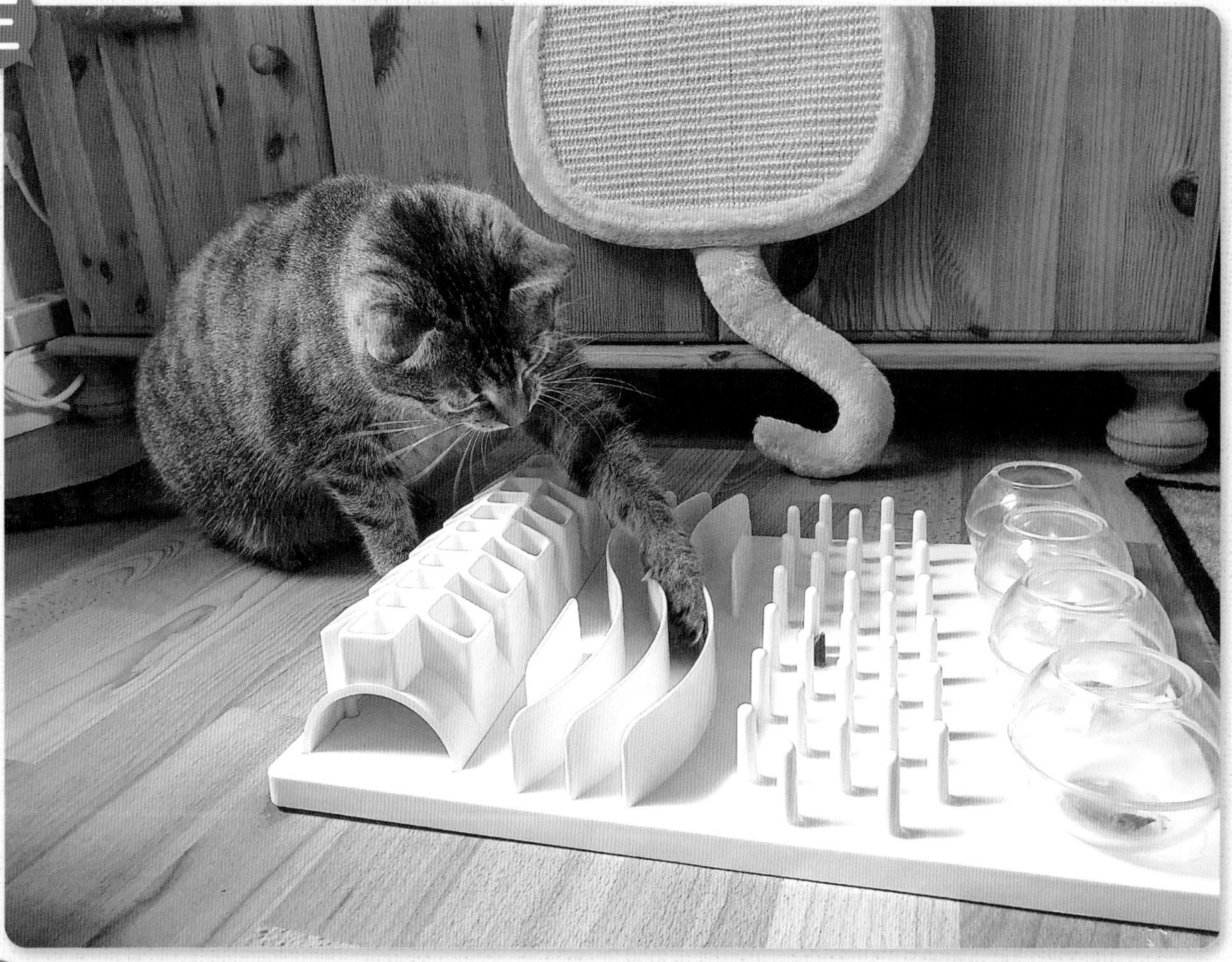

誤

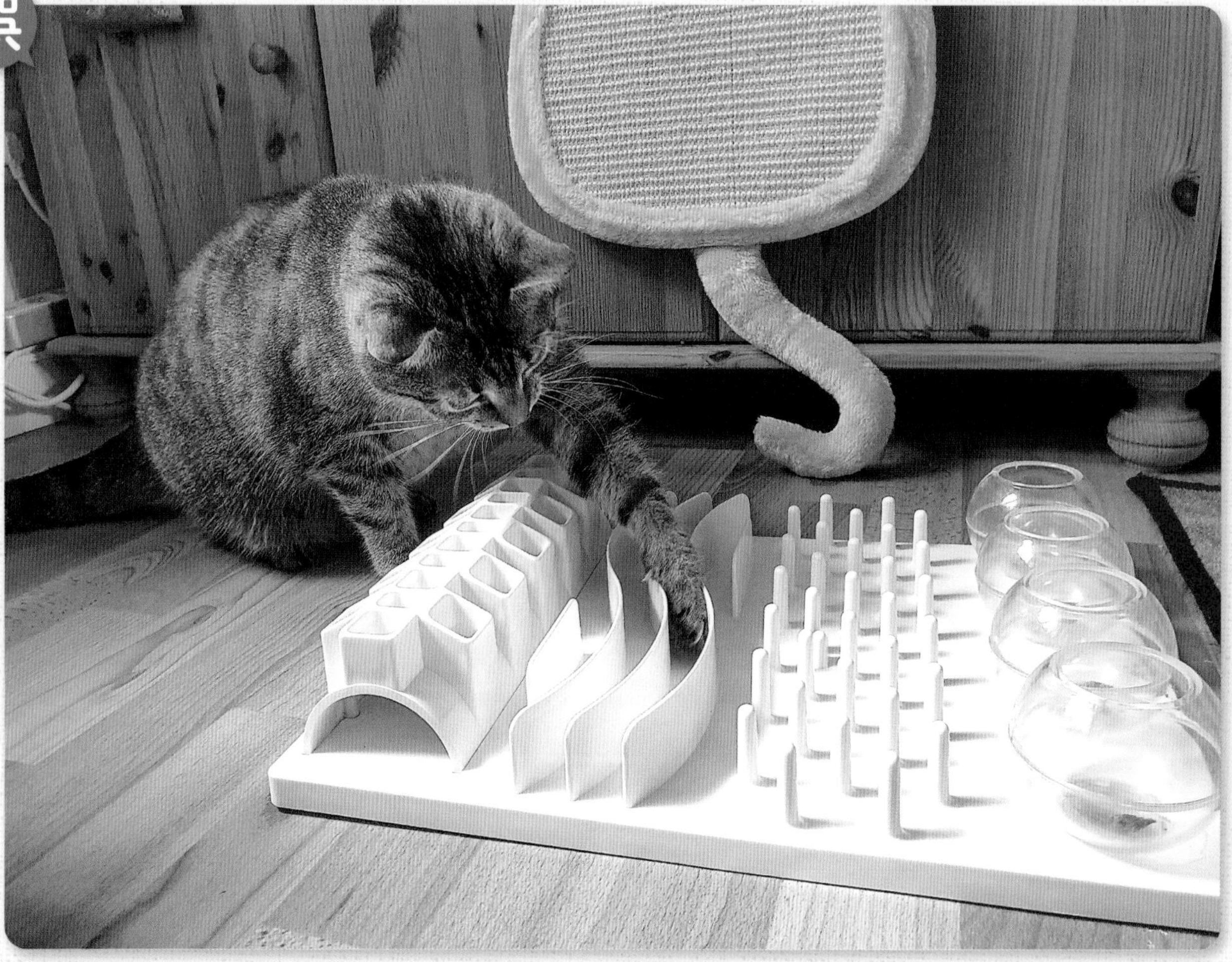

まちがいは5つ。1分で探してにゃ。

➡解答は68ページ

35 カモフニャージュ

ボクが君の
テスト隠すの？
いや、まずいよぉ～

1分で見つけた数	個
全部見つけるまでの時間	分　秒

正

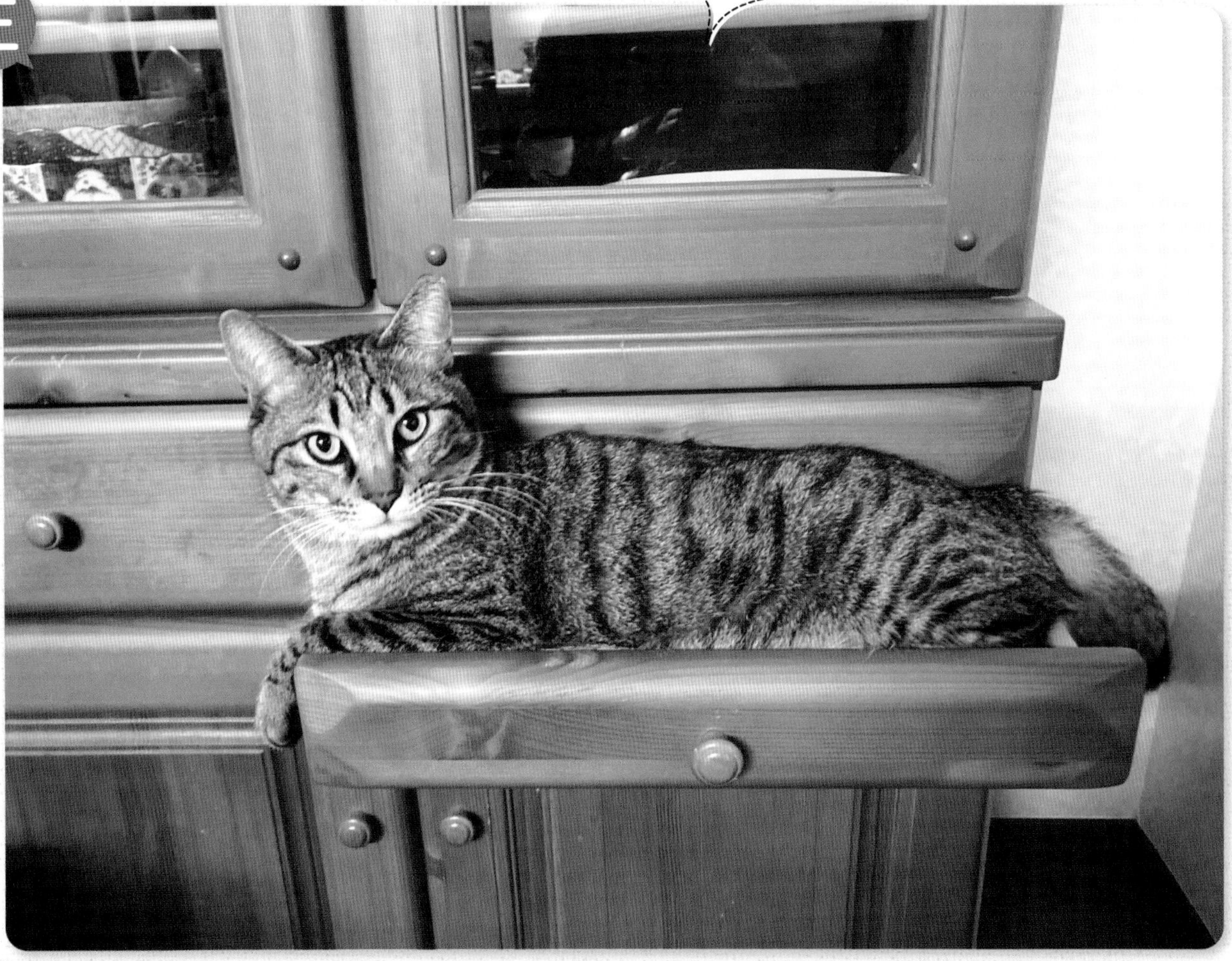

誤

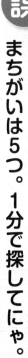

まちがいは5つ。1分で探してにゃ。

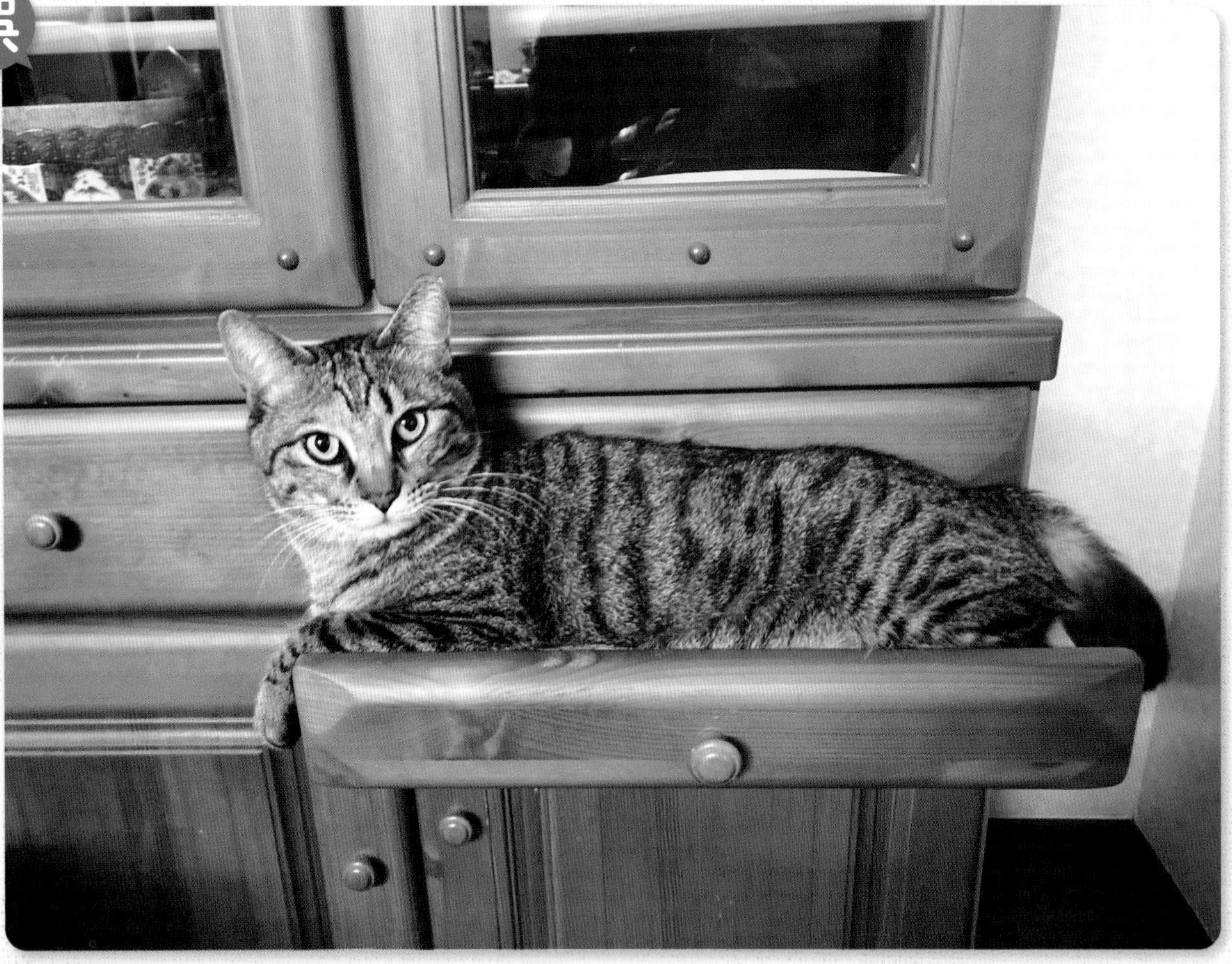

➔解答は68ページ

36 コーディネーターねこ

ふむふむ。このカーテンはね、
暖色のほうが部屋が明るくなりますよ

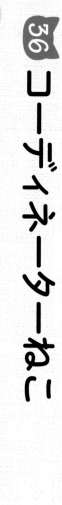

1分で見つけた数	個
全部見つけるまでの時間	分　秒

正

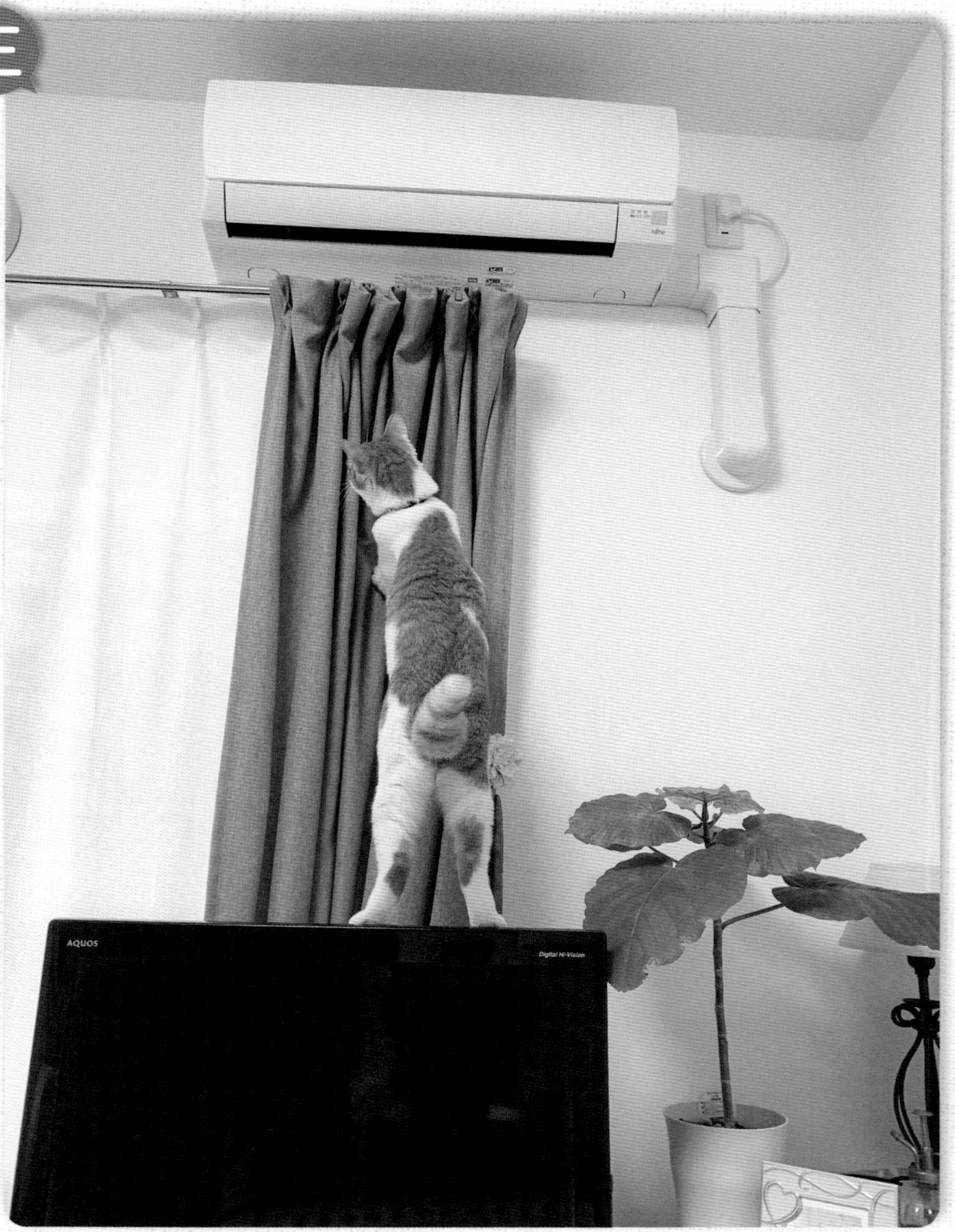

誤

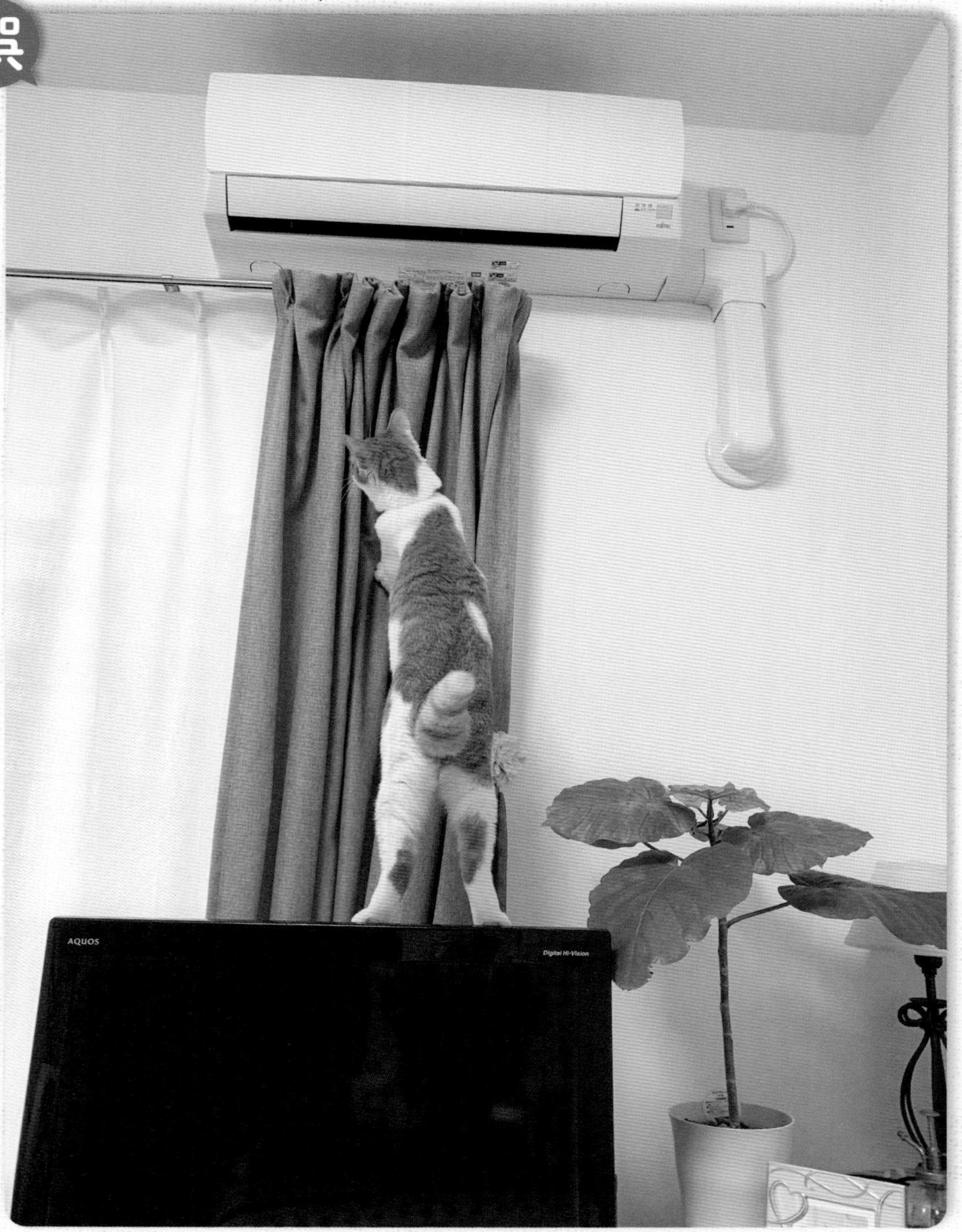

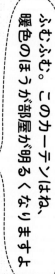

まちがいは5つ。1分で探してにゃ。

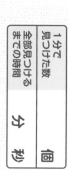

➡解答は68ページ

37 一つ星ねこ

これが
優れたねこにもらえる
ニャシュランの星!!

1分で見つけた数	個
全部見つけるまでの時間	分　秒

正

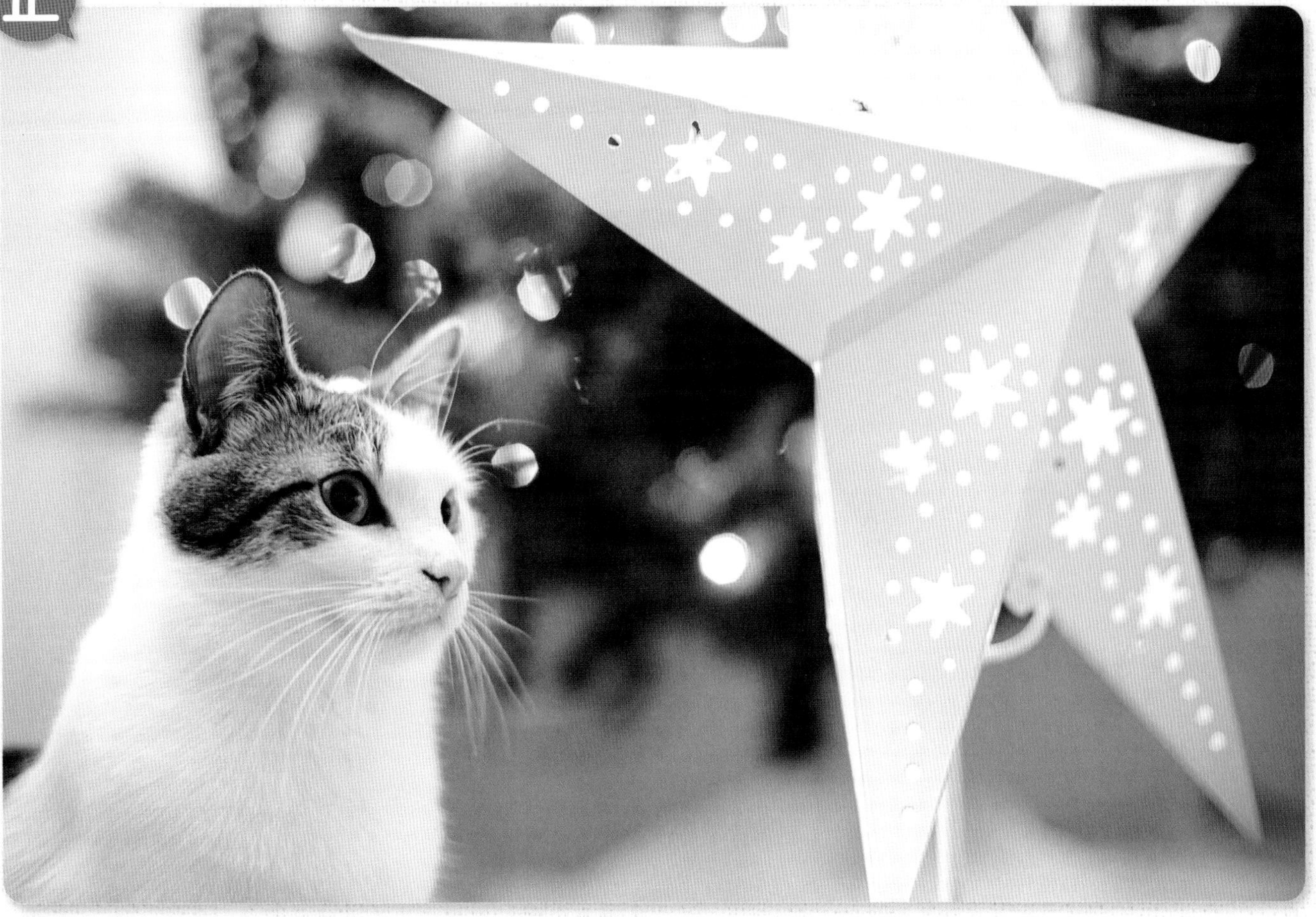

誤　まちがいは５つ。１分で探してにゃ。

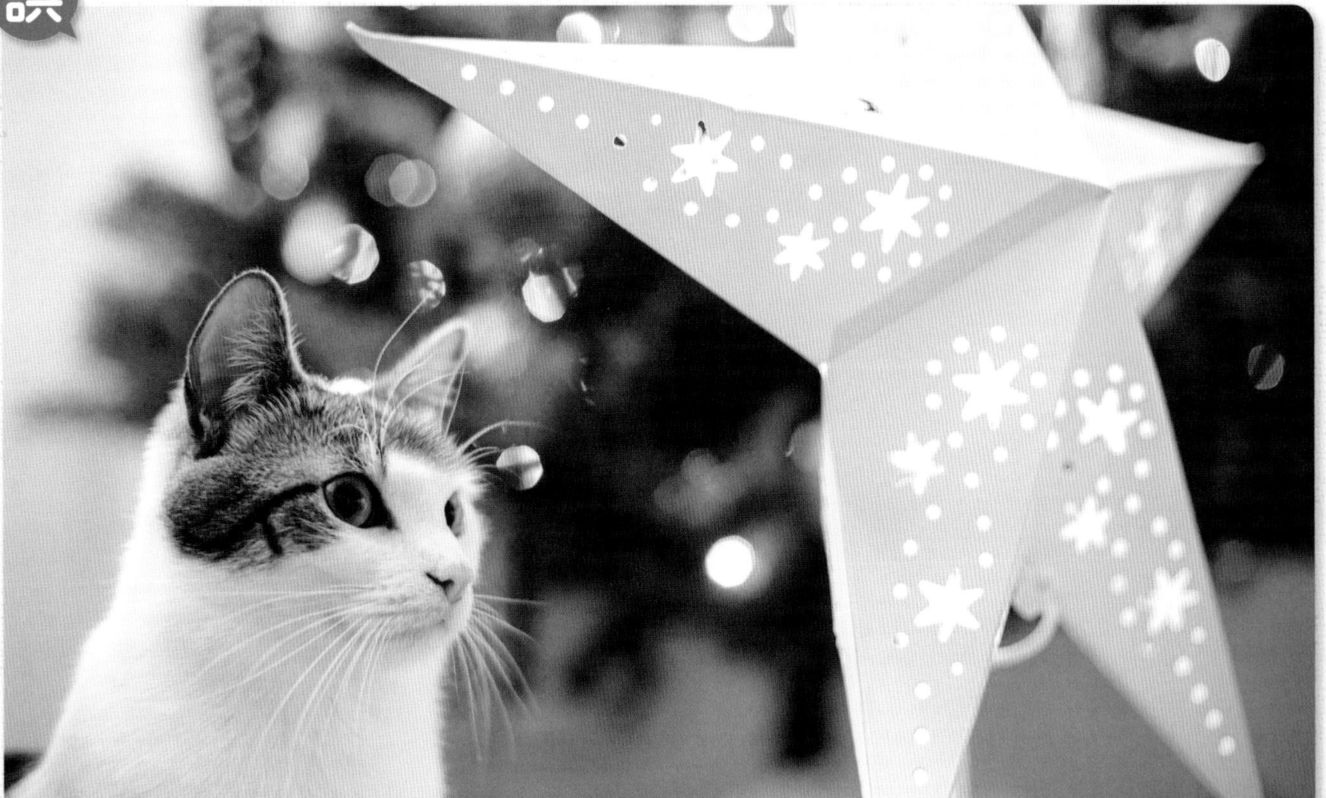

➡解答は68ページ

38 ナナフシねこ

では、今日は保護色についての授業です。先生が見えますか？

1分で見つけた数	個
全部見つけるまでの時間	分　秒

正

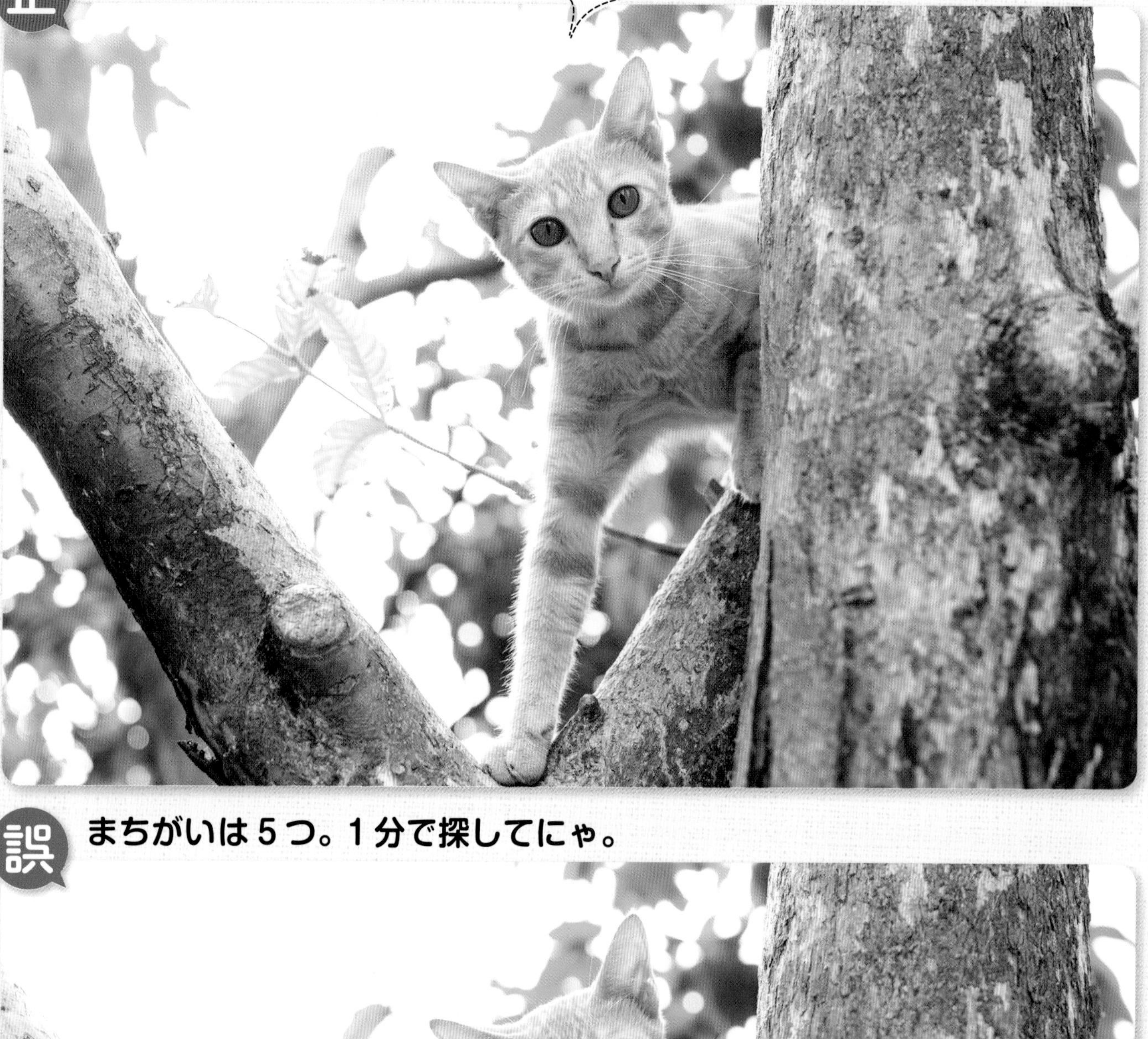

誤 まちがいは5つ。1分で探してにゃ。

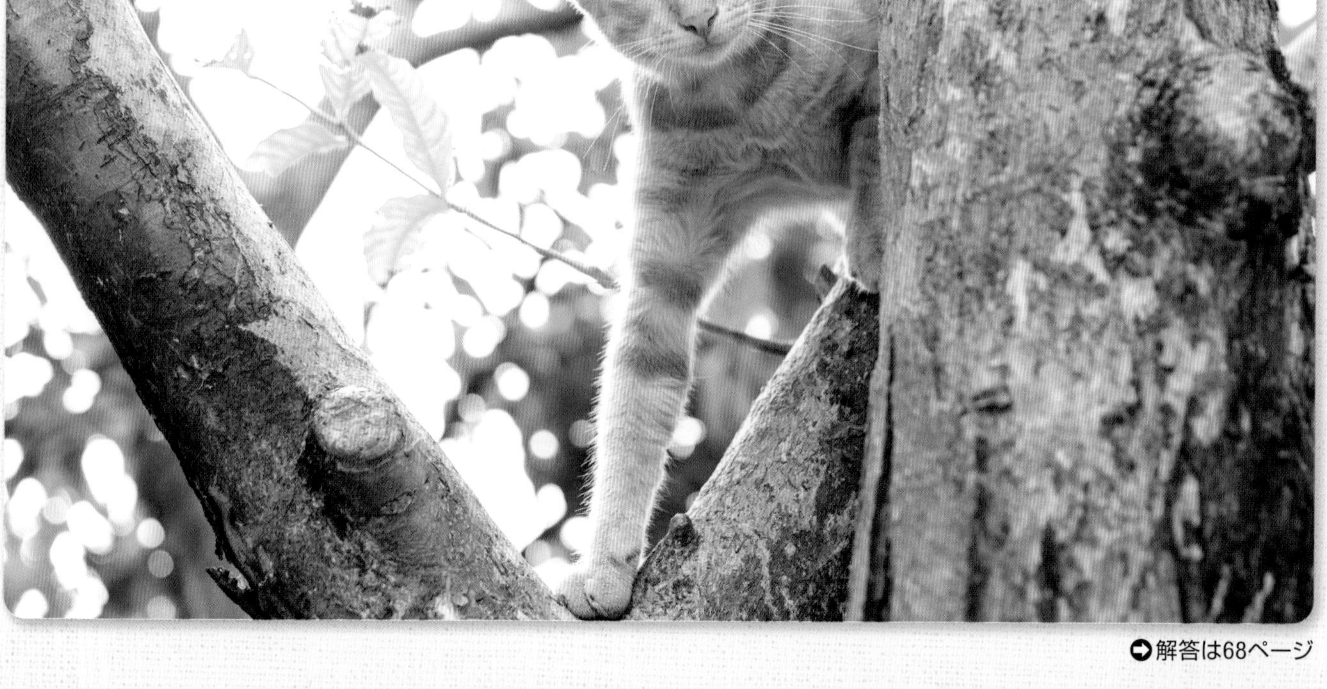

➡解答は68ページ

39 身体測定ねこ

なるほど、
わたしの身長は
ナシ７個分ね

1分で見つけた数	個
全部見つけるまでの時間	分　秒

正

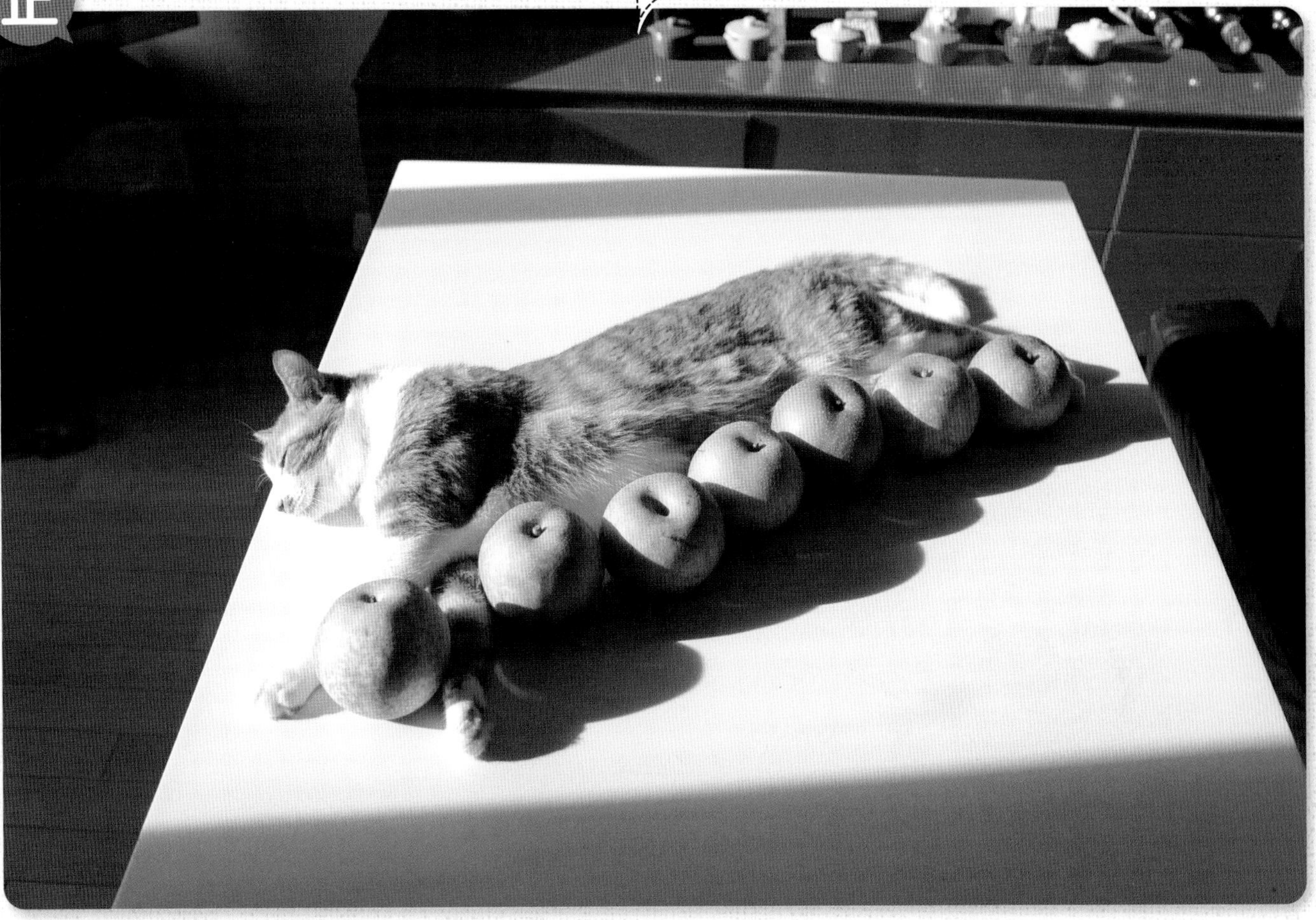

誤　まちがいは５つ。１分で探してにゃ。

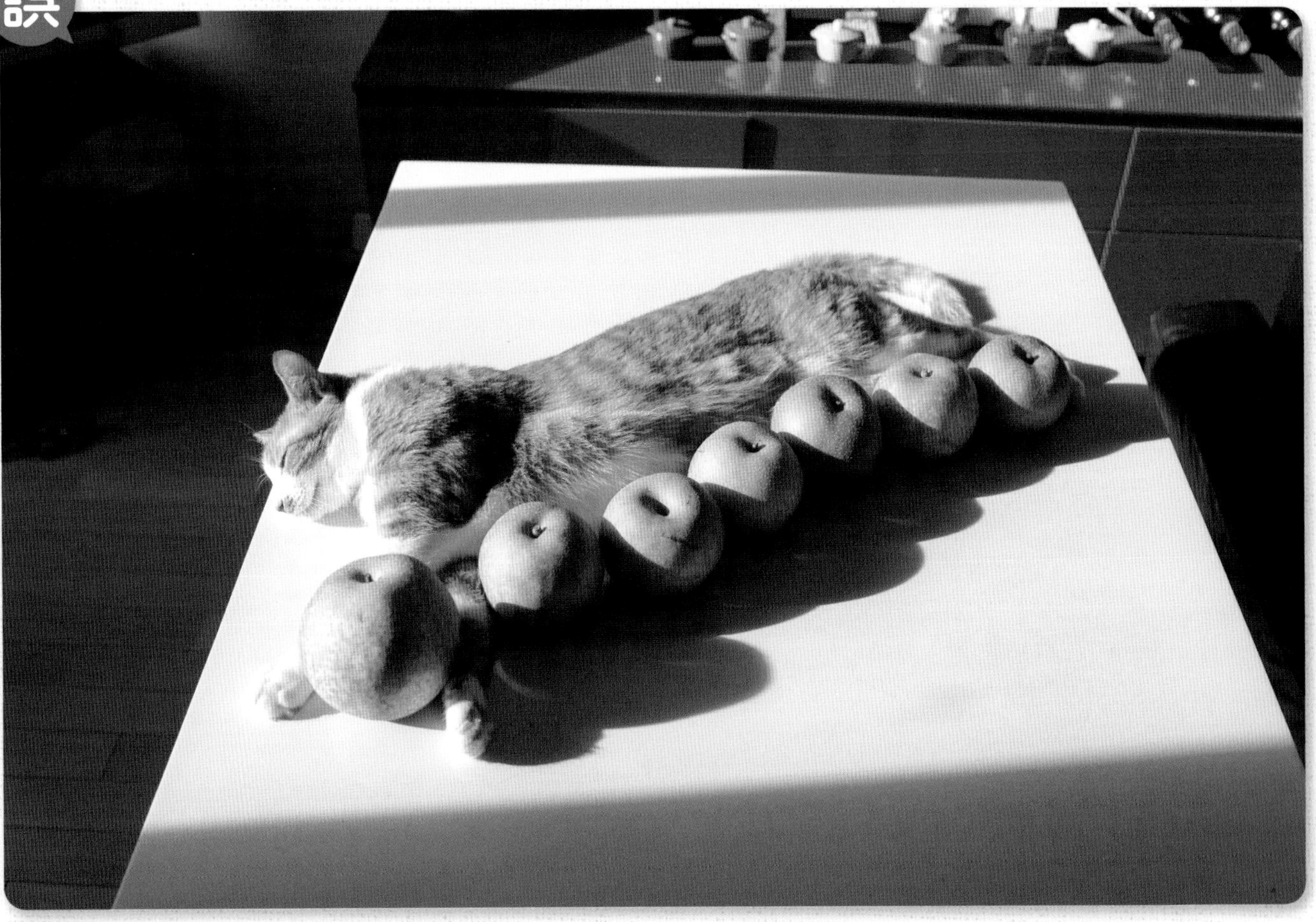

➡解答は69ページ

40 とはいえねこ

通り道に置くのも
どうかと思いますにゃ

1分で見つけた数	個
全部見つけるまでの時間	分　秒

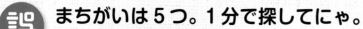

正

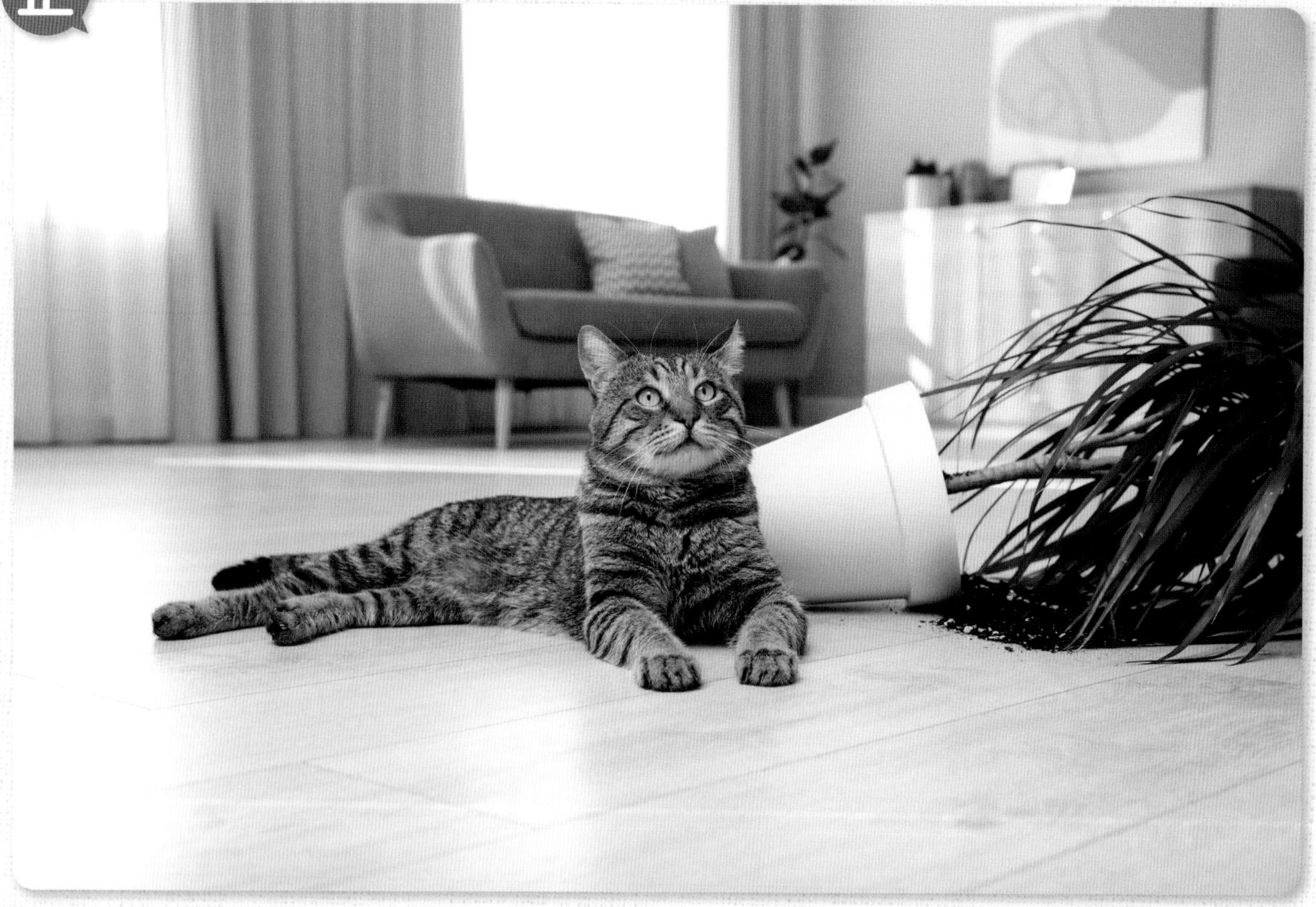

誤　まちがいは5つ。1分で探してにゃ。

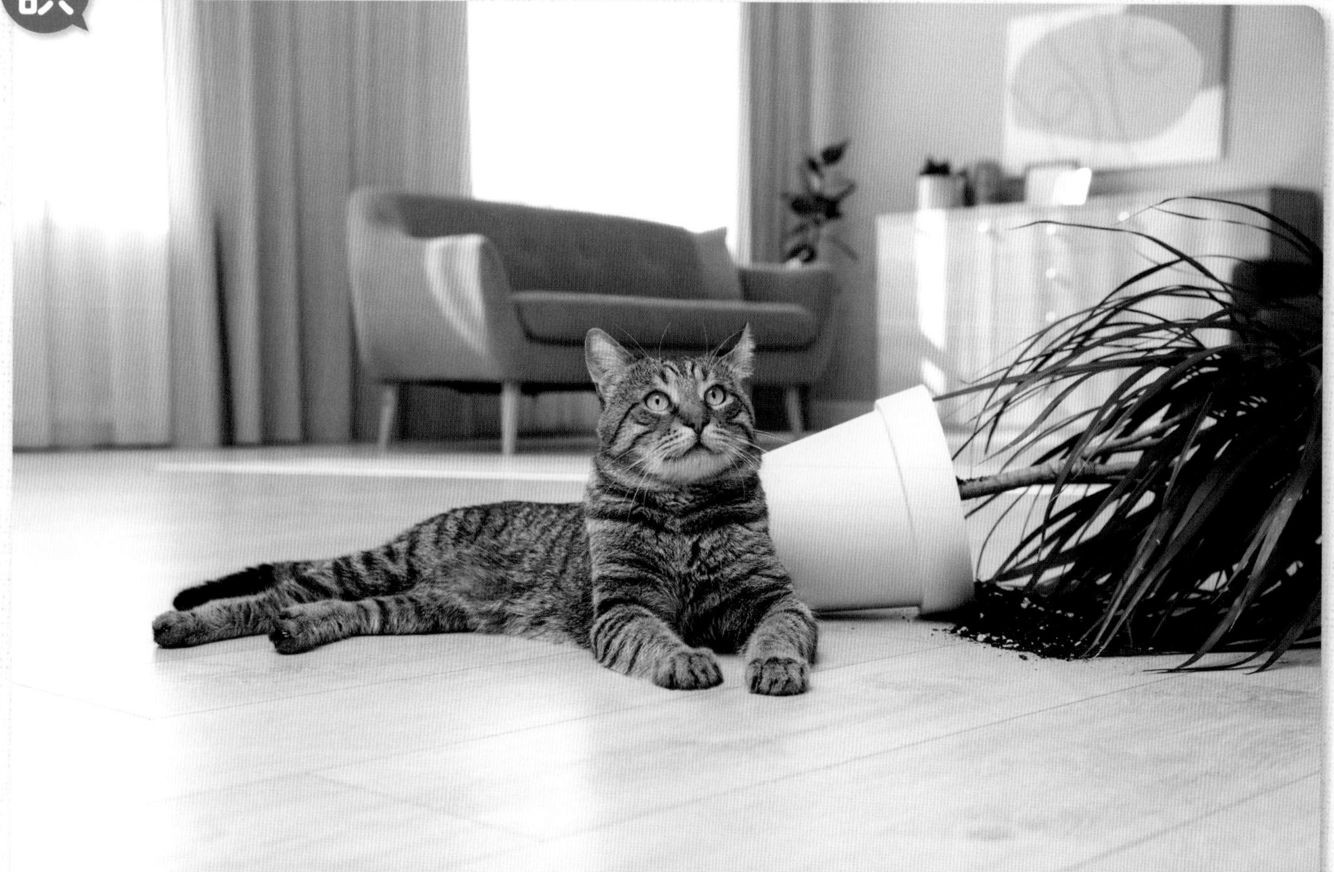

➡解答は69ページ

41 どうしてこうなったねこ

1分で見つけた数	個
全部見つけるまでの時間	分　秒

正

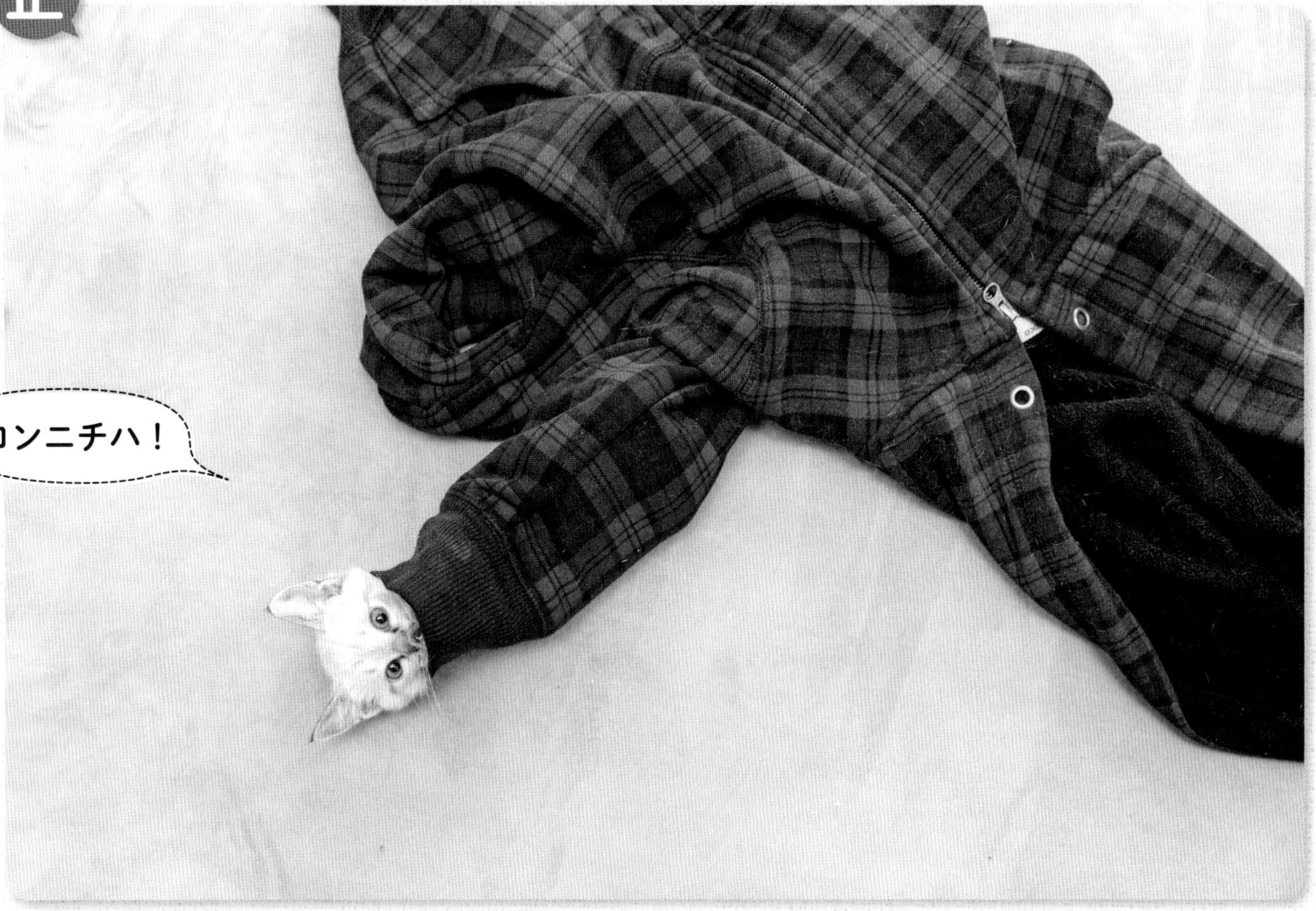

誤　まちがいは５つ。１分で探してにゃ。

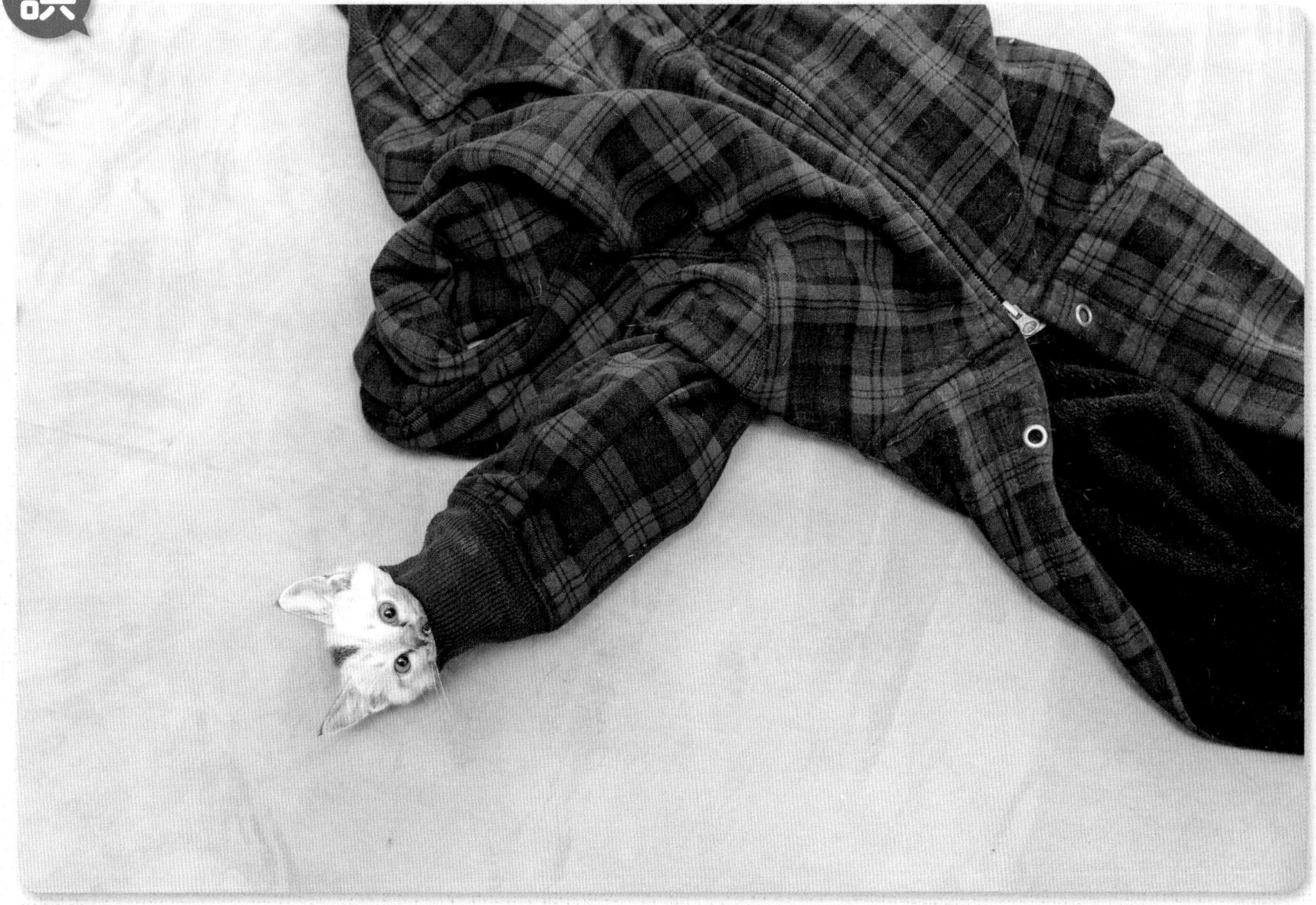

➡解答は69ページ

42 新時代ねこ

ねこがコタツで
丸くなる時代はもう終わり！
いぬさんがコタツに
入るのにゃ！

1分で見つけた数	個
全部見つけるまでの時間	分　秒

正

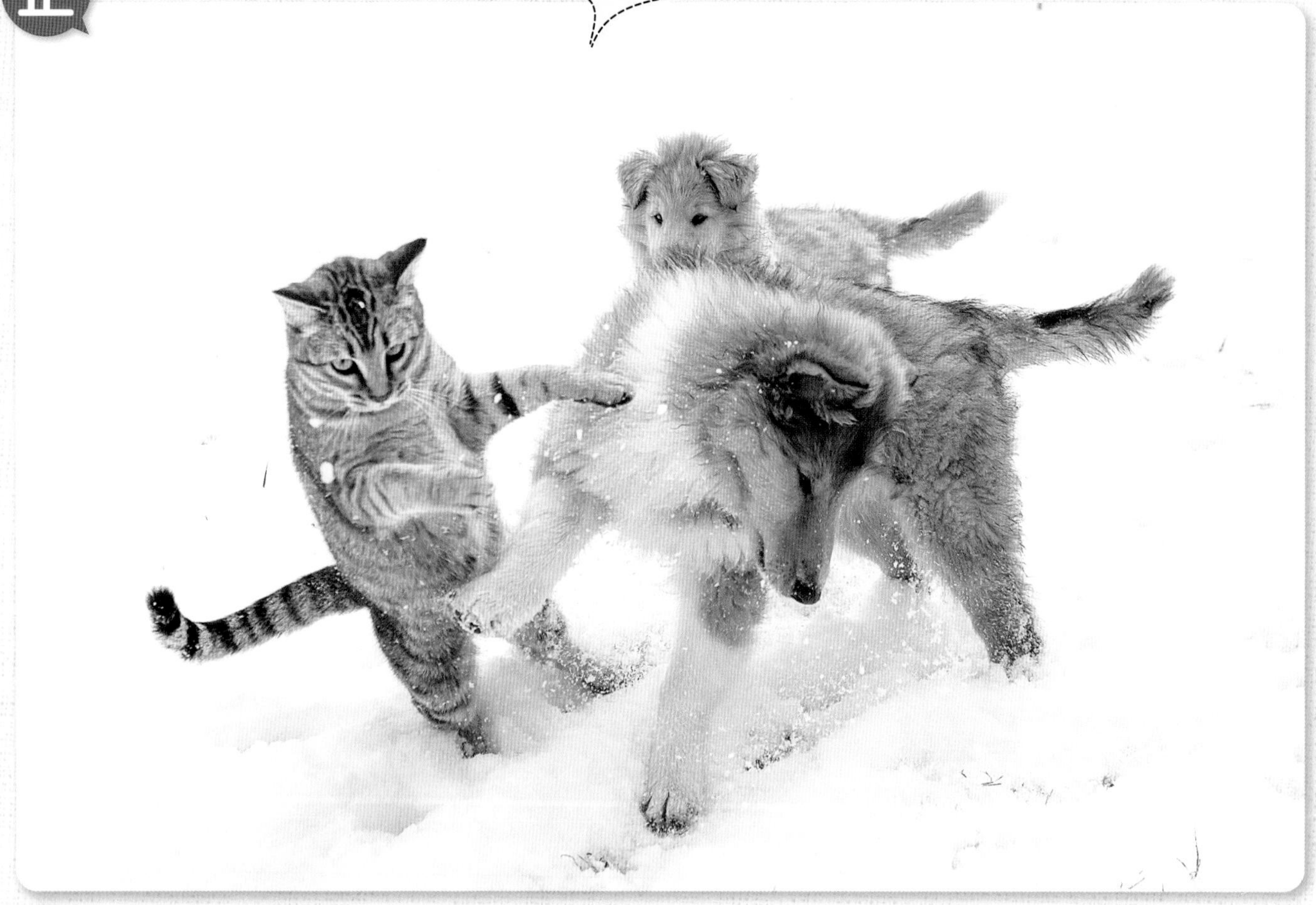

誤　まちがいは５つ。１分で探してにゃ。

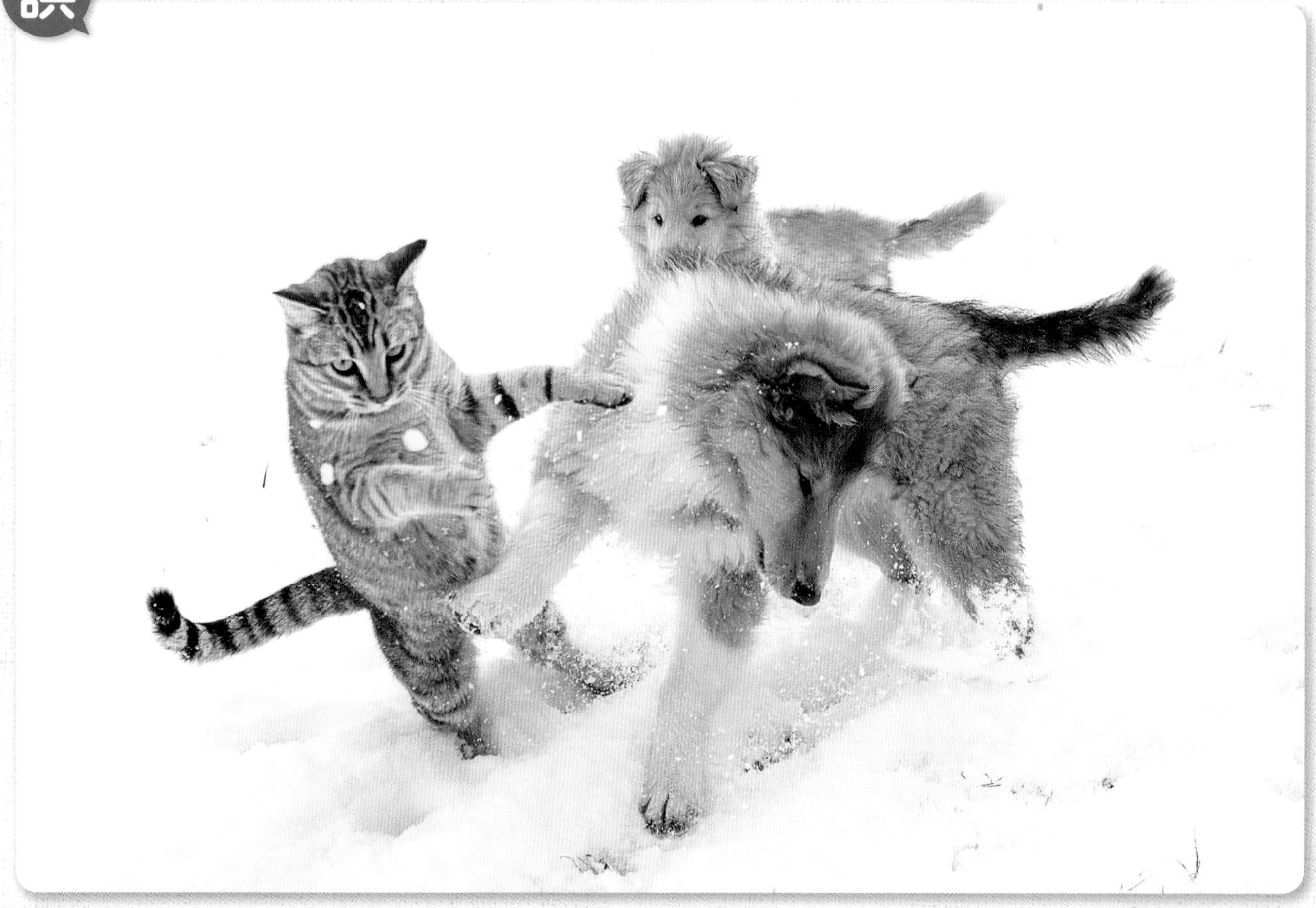

解答は69ページ

43 見つけてねこ

さぁ、わたしが
どこにいるか
わかるかしら？

1分で見つけた数	個
全部見つけるまでの時間	分　秒

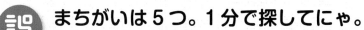

正

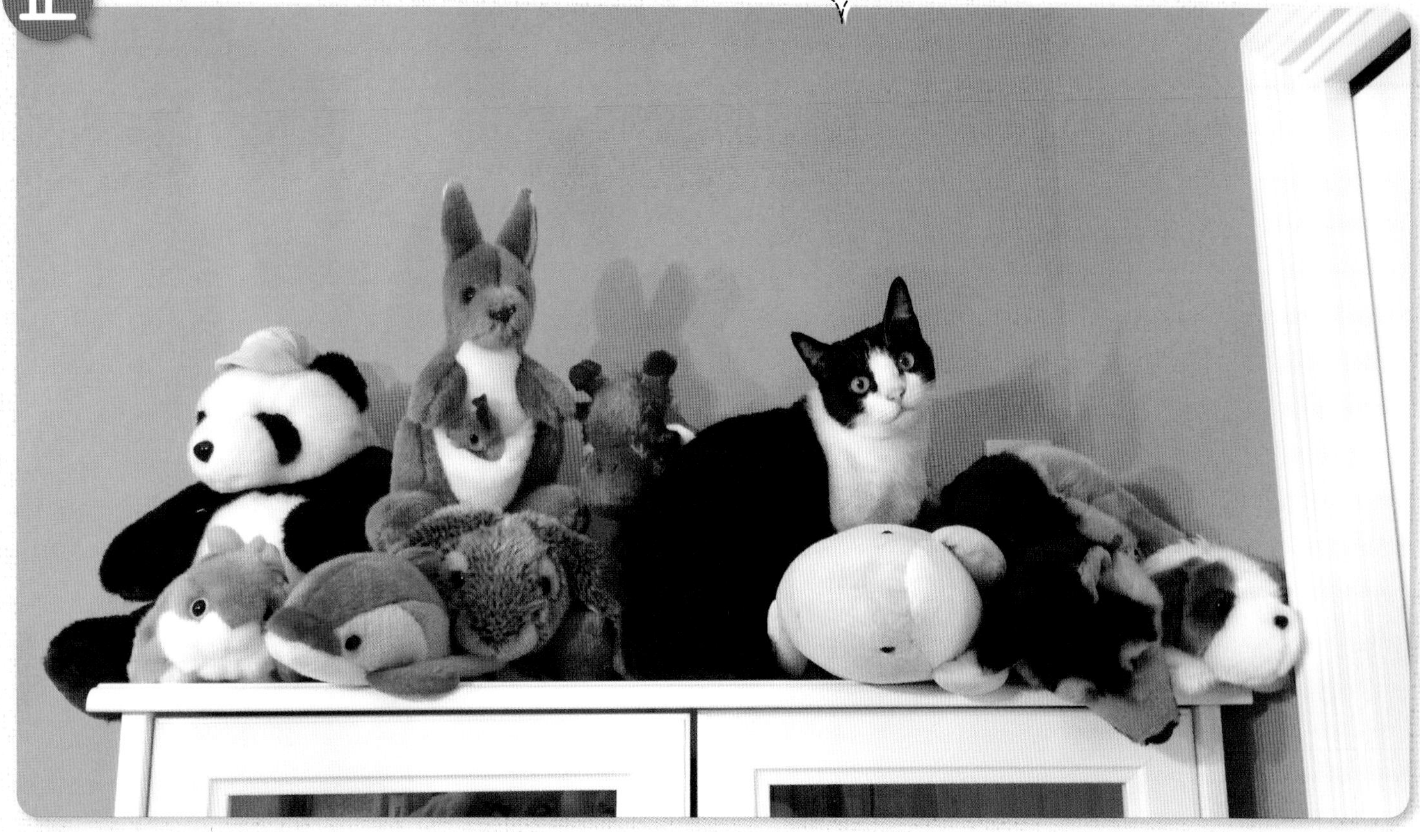

誤

まちがいは５つ。１分で探してにゃ。

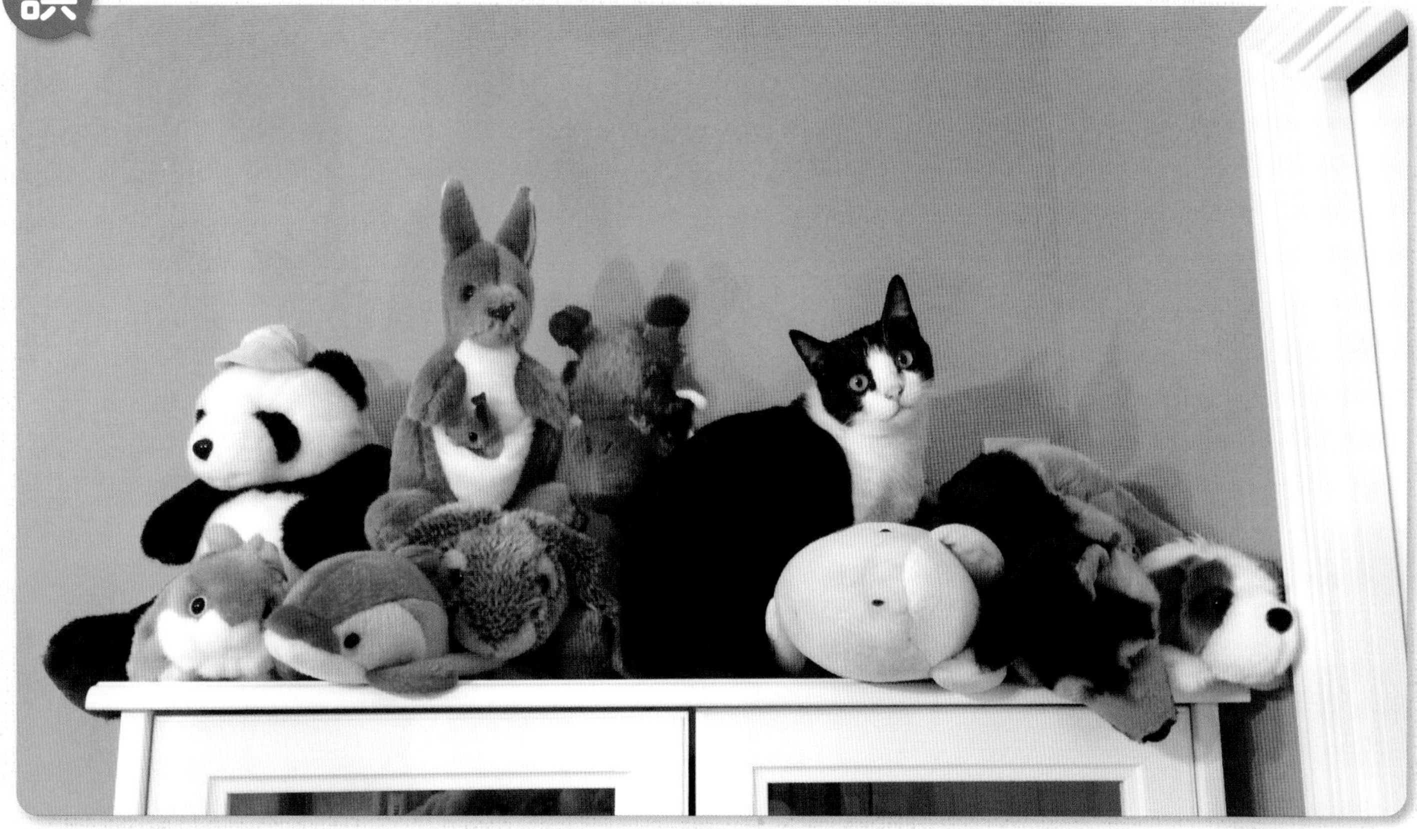

➡解答は69ページ

44 ハニカミねこ

いらっしゃい。
よくきてくれたね
（ニコッ）

1分で見つけた数	個
全部見つけるまでの時間	分　秒

正

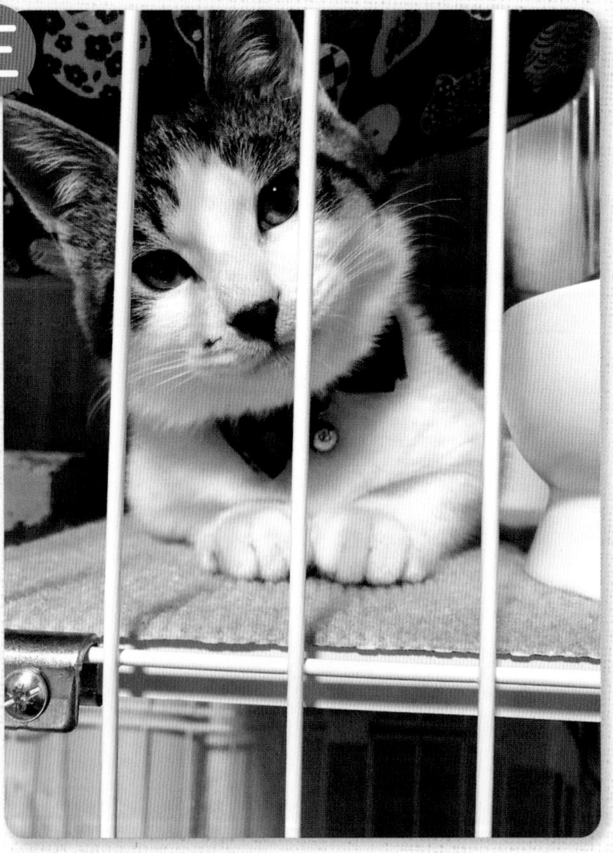

誤

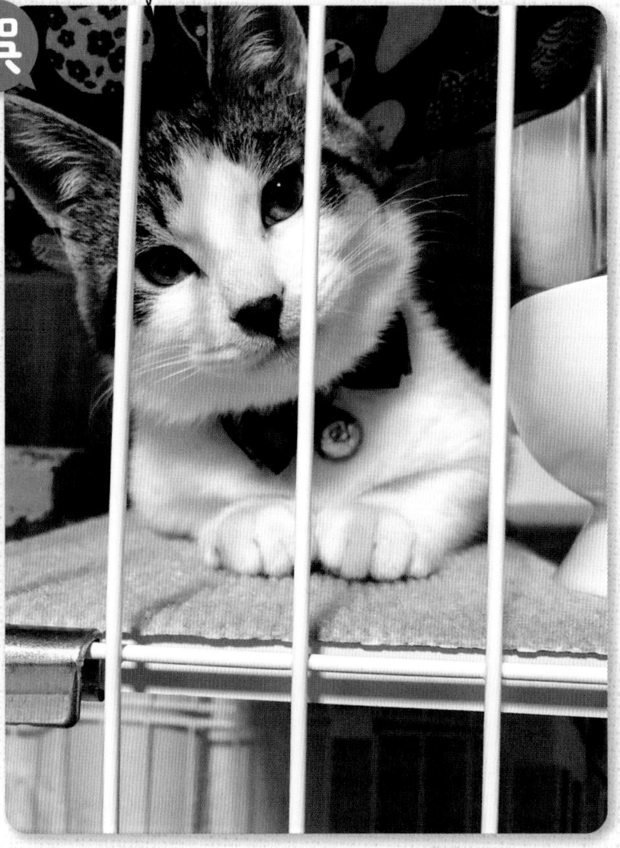

まちがいは5つ。1分で探してにゃ。

長野県／渡辺寛也さんちの福くん

解答は69ページ

45 月のふしぎねこ

実はね、
満月にはうさぎ、
三日月には
ねこがいるの

1分で見つけた数	個
全部見つけるまでの時間	分　秒

正

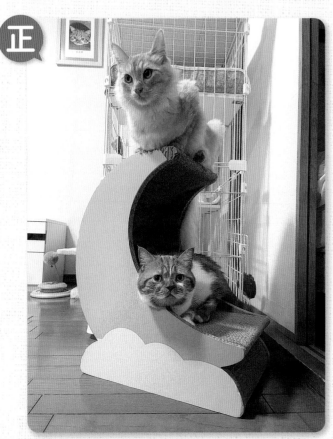

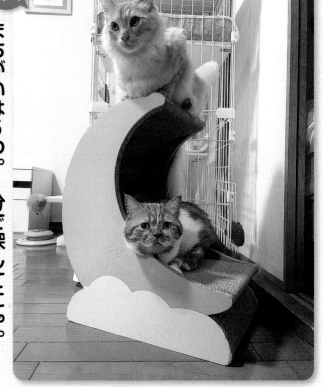

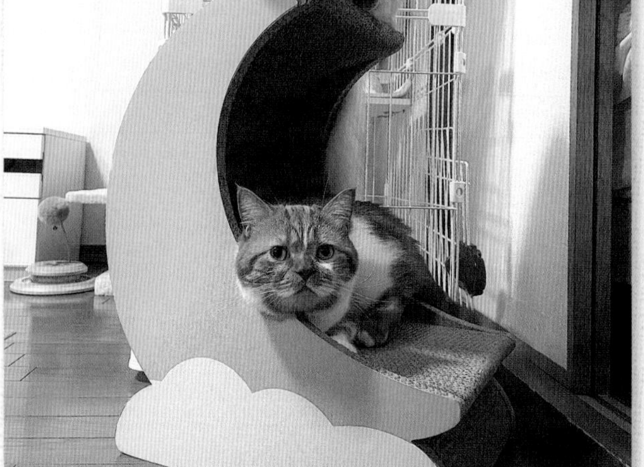

誤

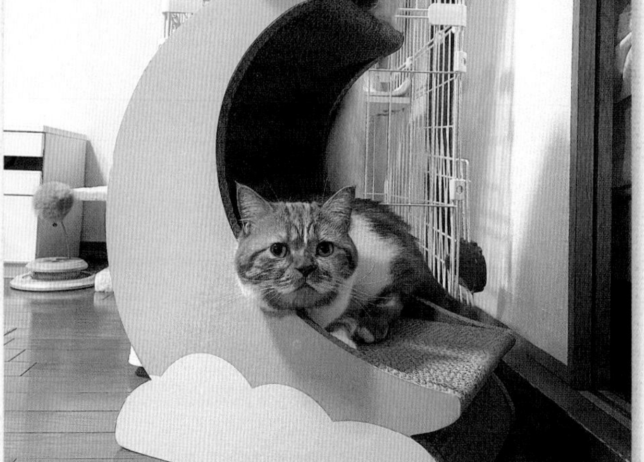

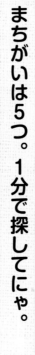

まちがいは5つ。1分で探してにゃ。

埼玉県／田中晴美さんちのリオンちゃん（上）、カムちゃん（下）

解答は69ページ

46 そんなつもりはなかったねこ

あっ。ちょっと
ハムったつもりが。
こりゃまずい

1分で見つけた数	個
全部見つけるまでの時間	分　秒

正

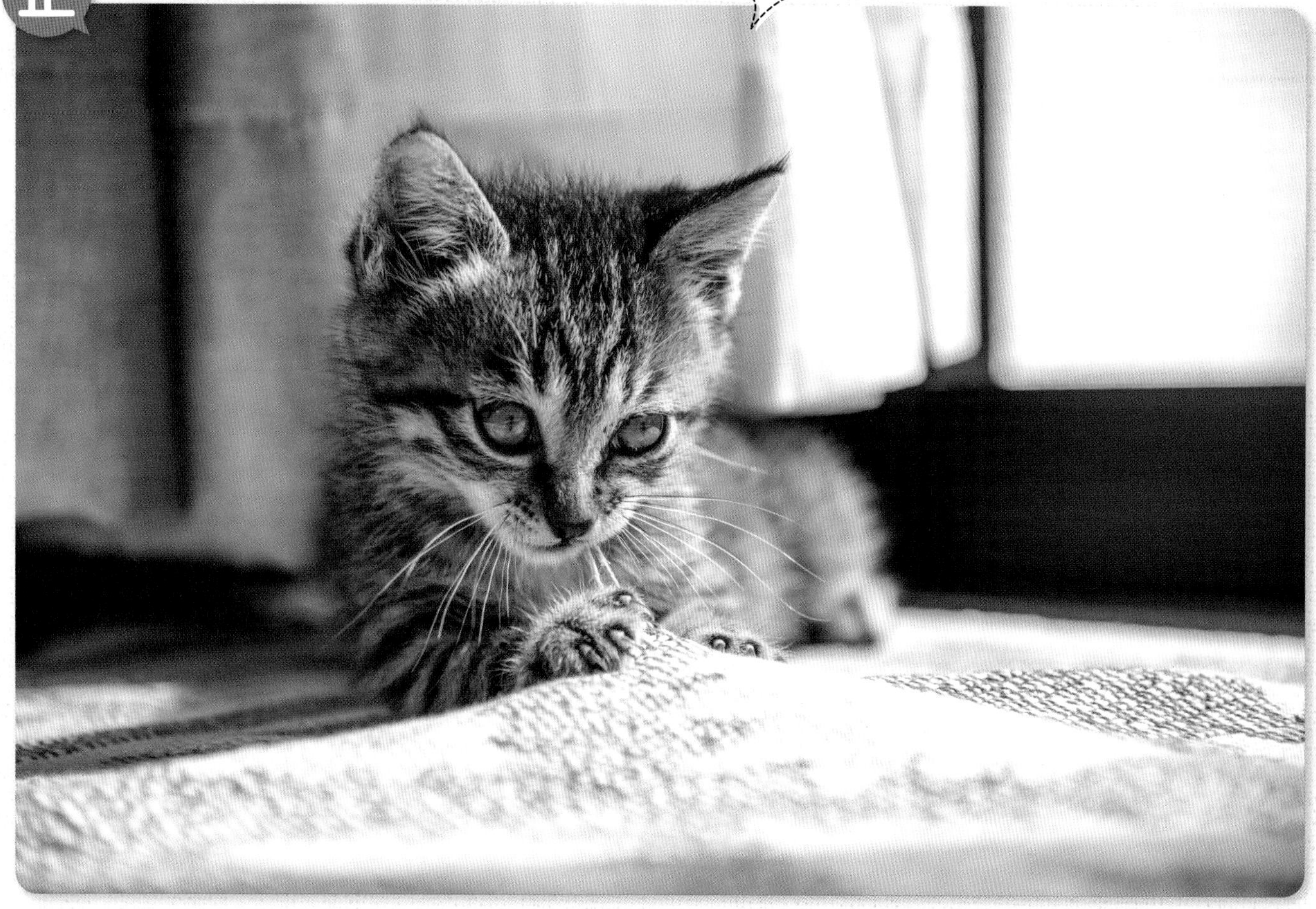

誤

まちがいは5つ。1分で探してにゃ。

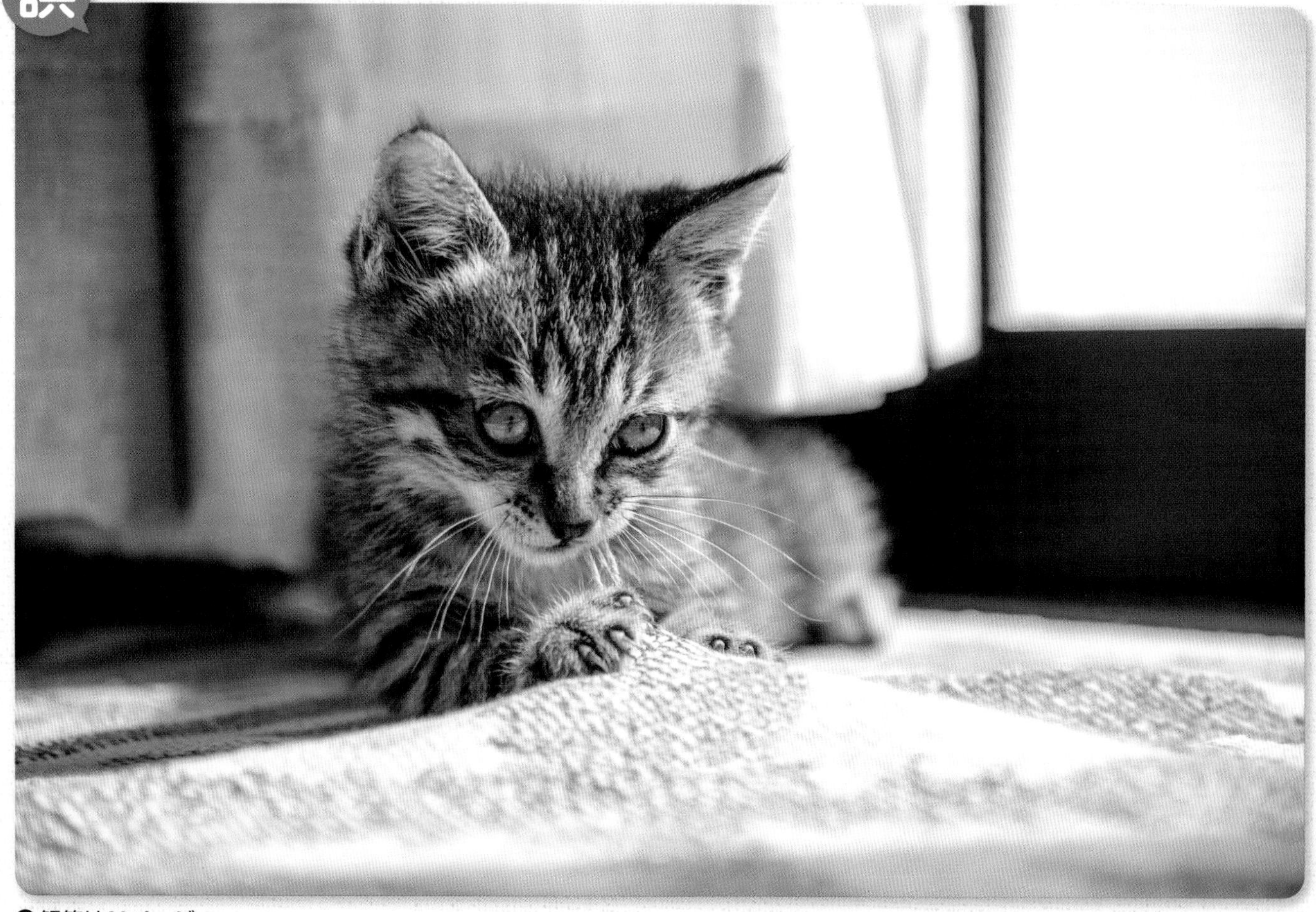

解答は69ページ

47 証拠ねこ

脱走？　してないよ。
ほら、足の裏見てよ
こんなにきれいだもん

1分で見つけた数	個
全部見つけるまでの時間	分　秒

正

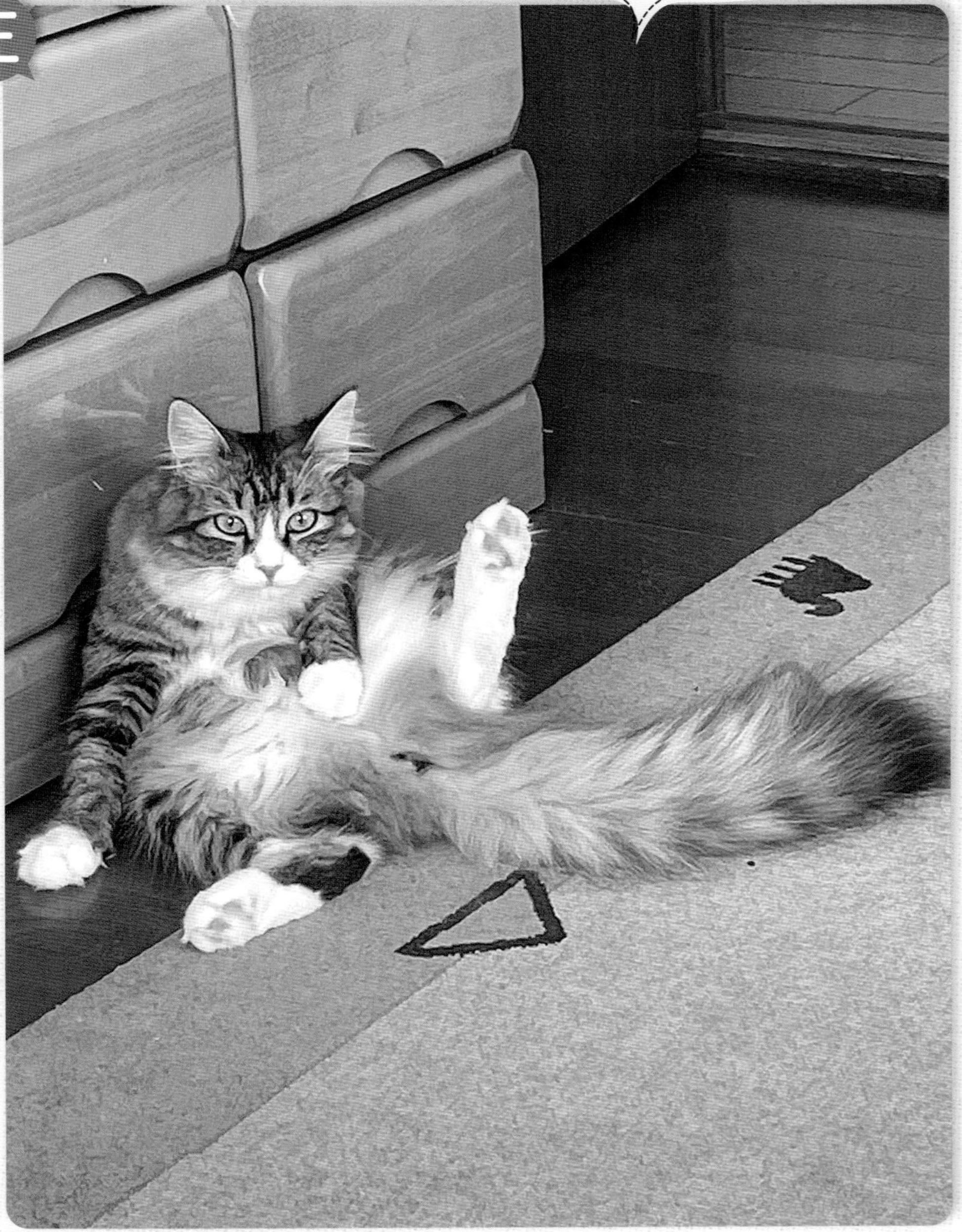

まちがいは5つ。1分で探してにゃ。

誤

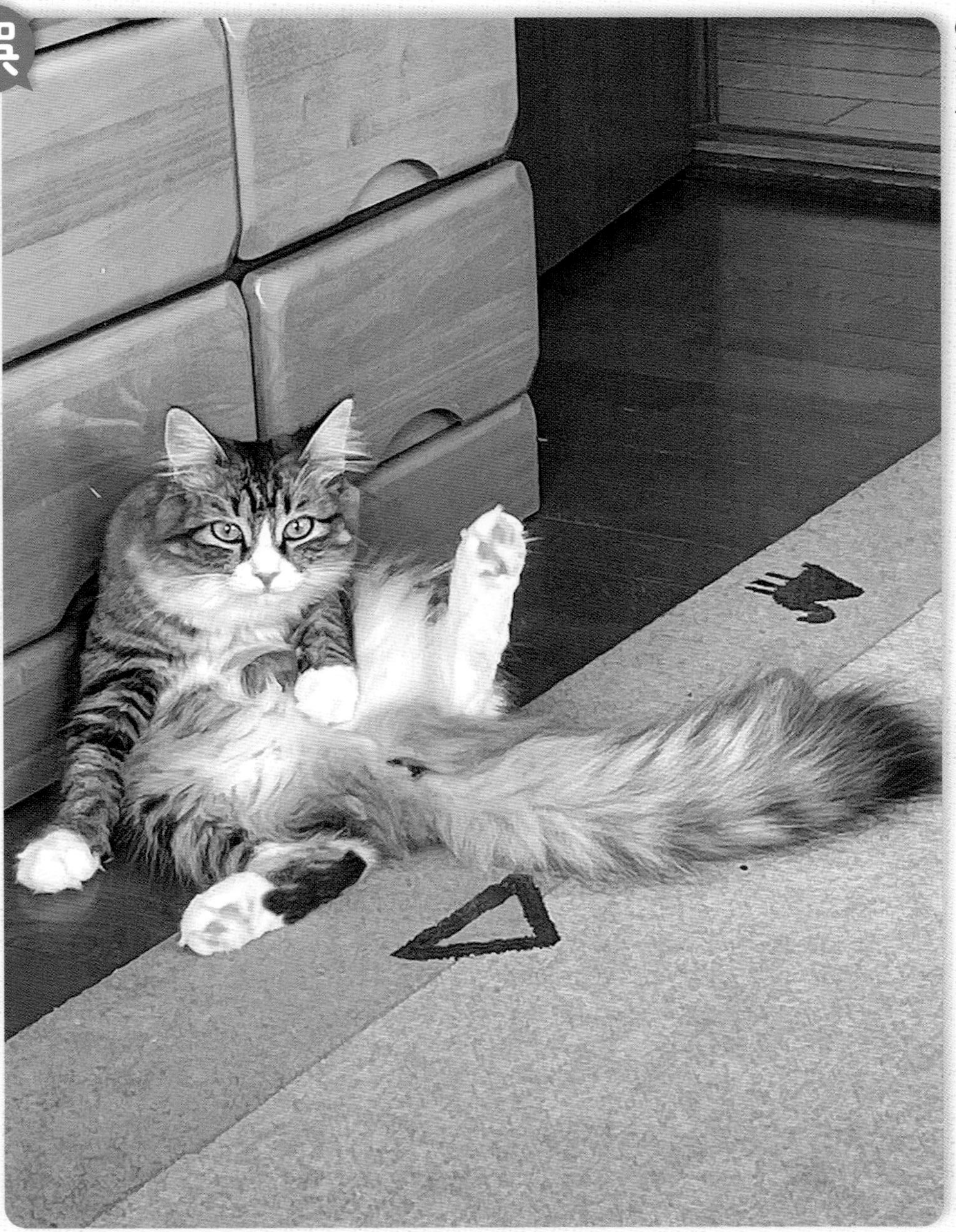

➡解答は70ページ

北海道／田中さんちの福ちゃん

48 ちょっとまってねこ

このくらいなら
わたしが掃除しますから。
おこらにゃいで

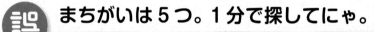

1分で見つけた数	個
全部見つけるまでの時間	分　秒

正

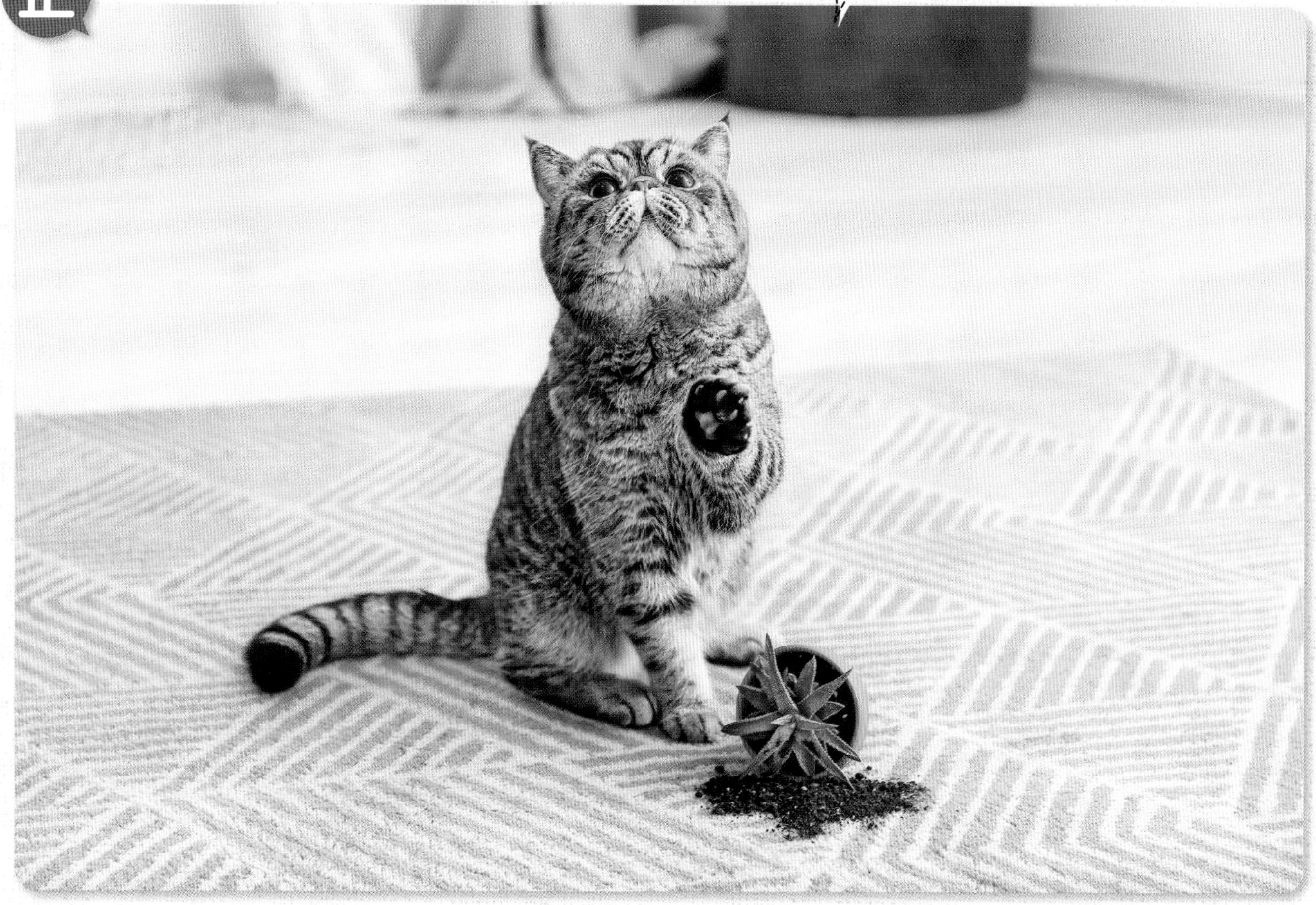

誤　まちがいは5つ。1分で探してにゃ。

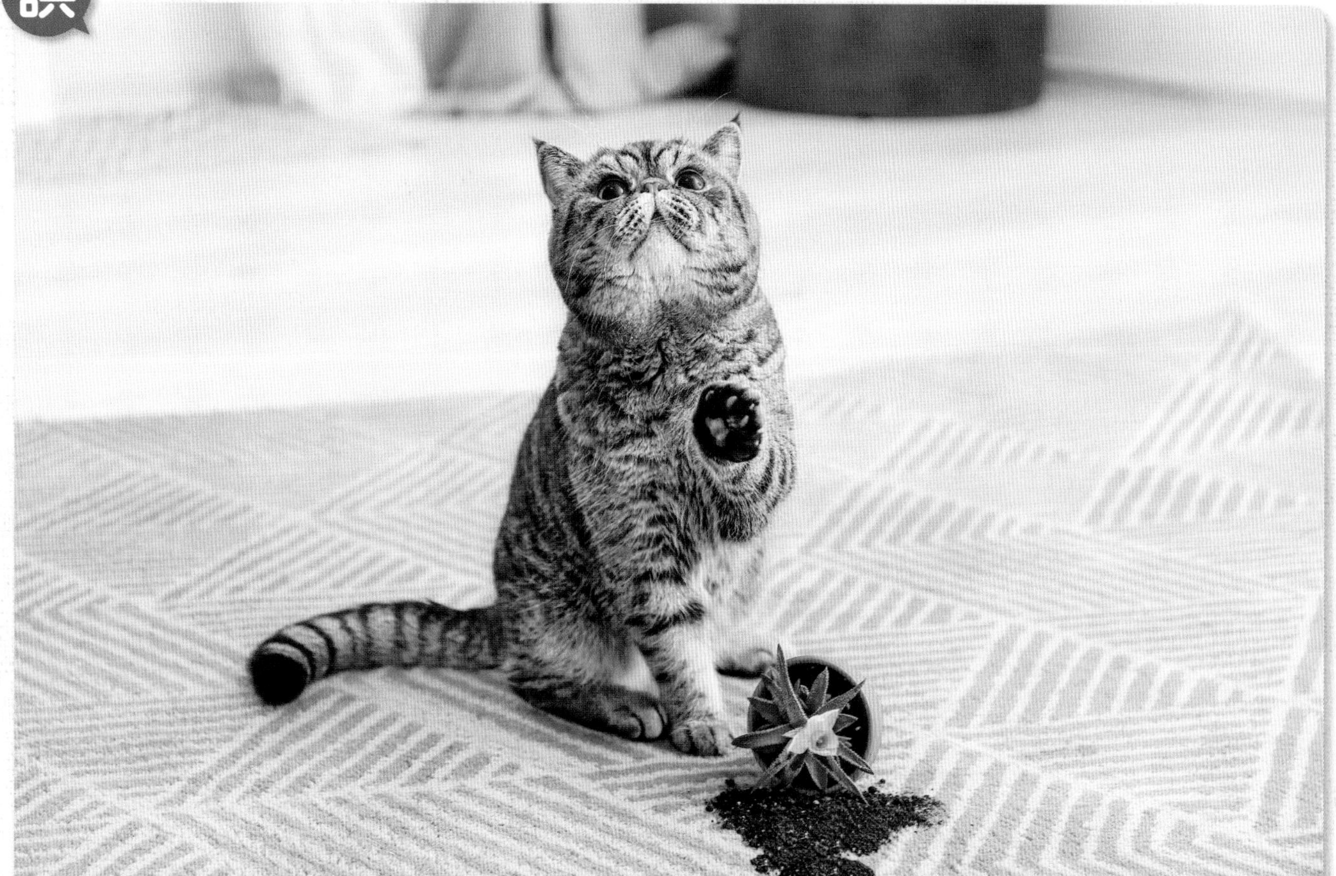

➡解答は70ページ

49 キャッツアイズ

1分で見つけた数	個
全部見つけるまでの時間	分　秒

正

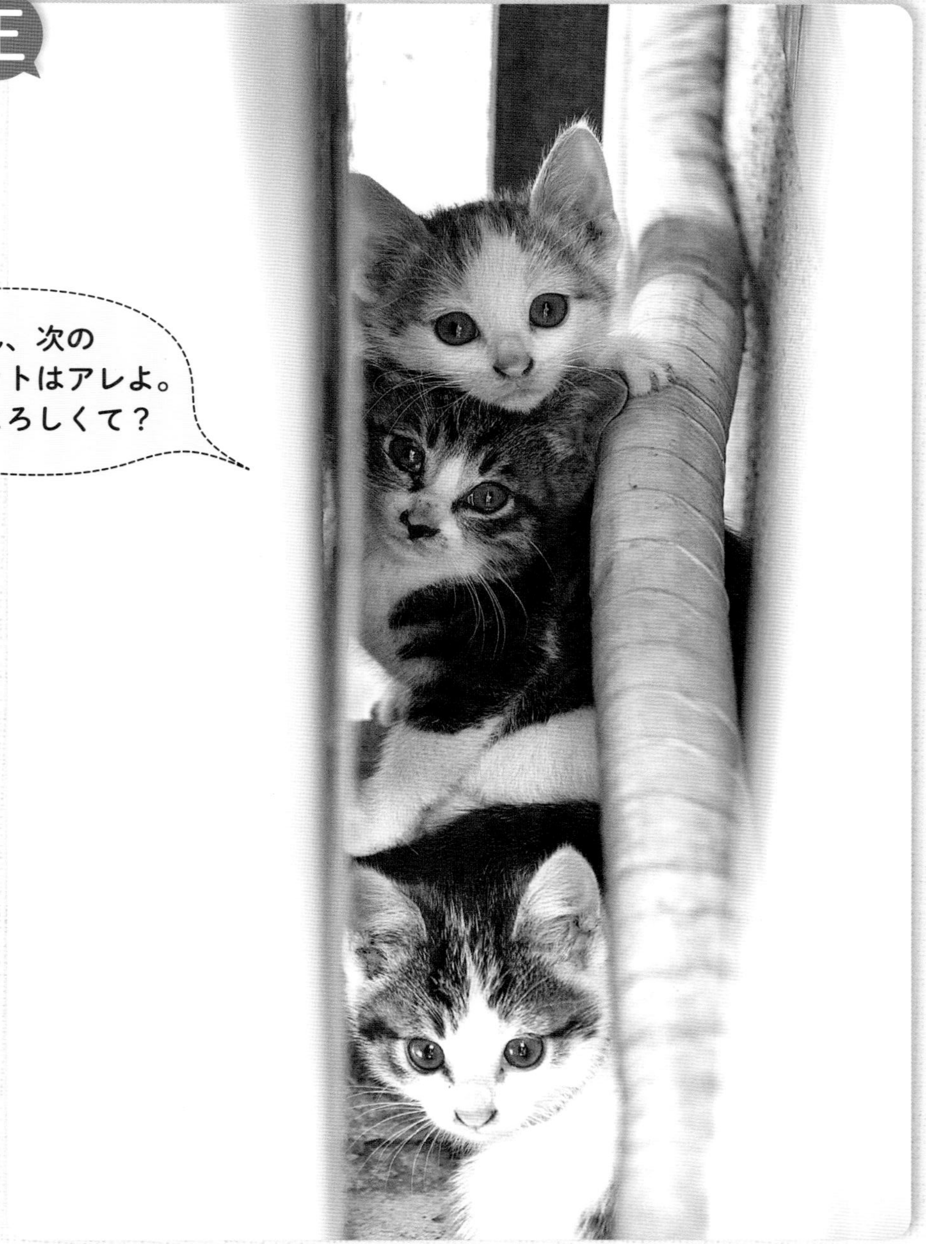
みなさん、次の
ターゲットはアレよ。
準備はよろしくて？

誤

まちがいは5つ。1分で探してにゃ。

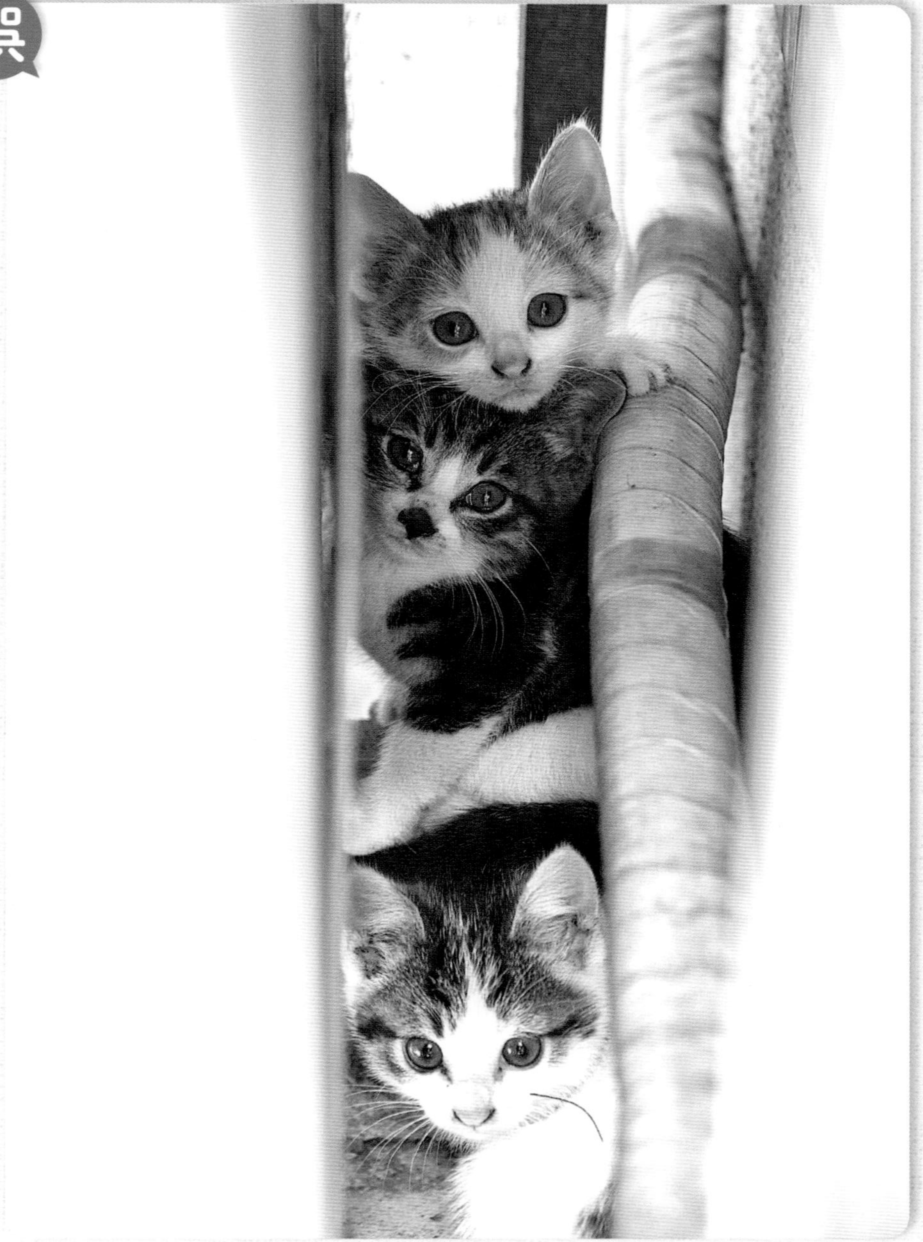

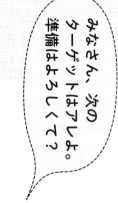

➡解答は70ページ

50 目撃ねこ

えっ………！
あれがサンタさん!?

1分で見つけた数	個
全部見つけるまでの時間	分　秒

正

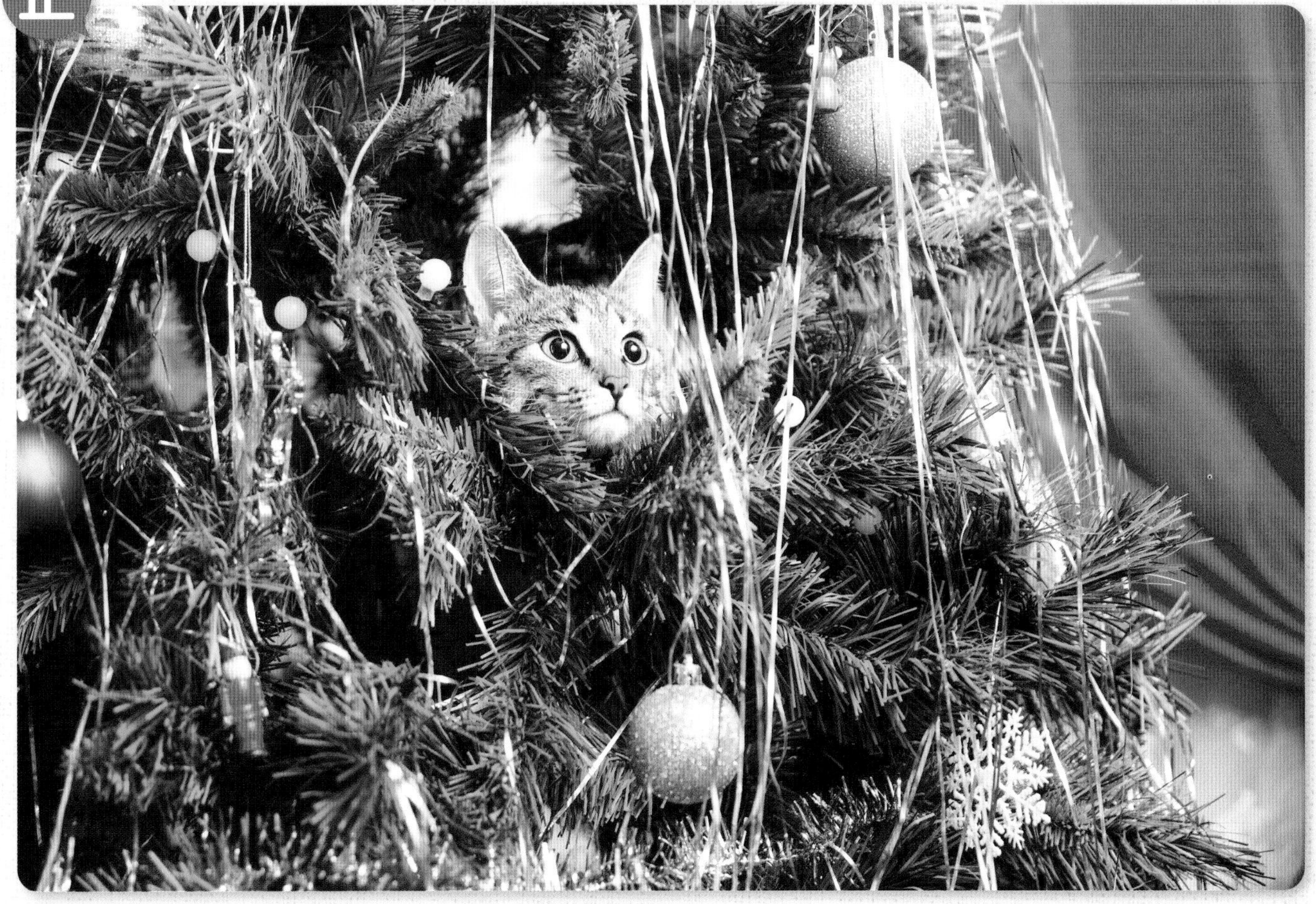

誤　まちがいは５つ。１分で探してにゃ。

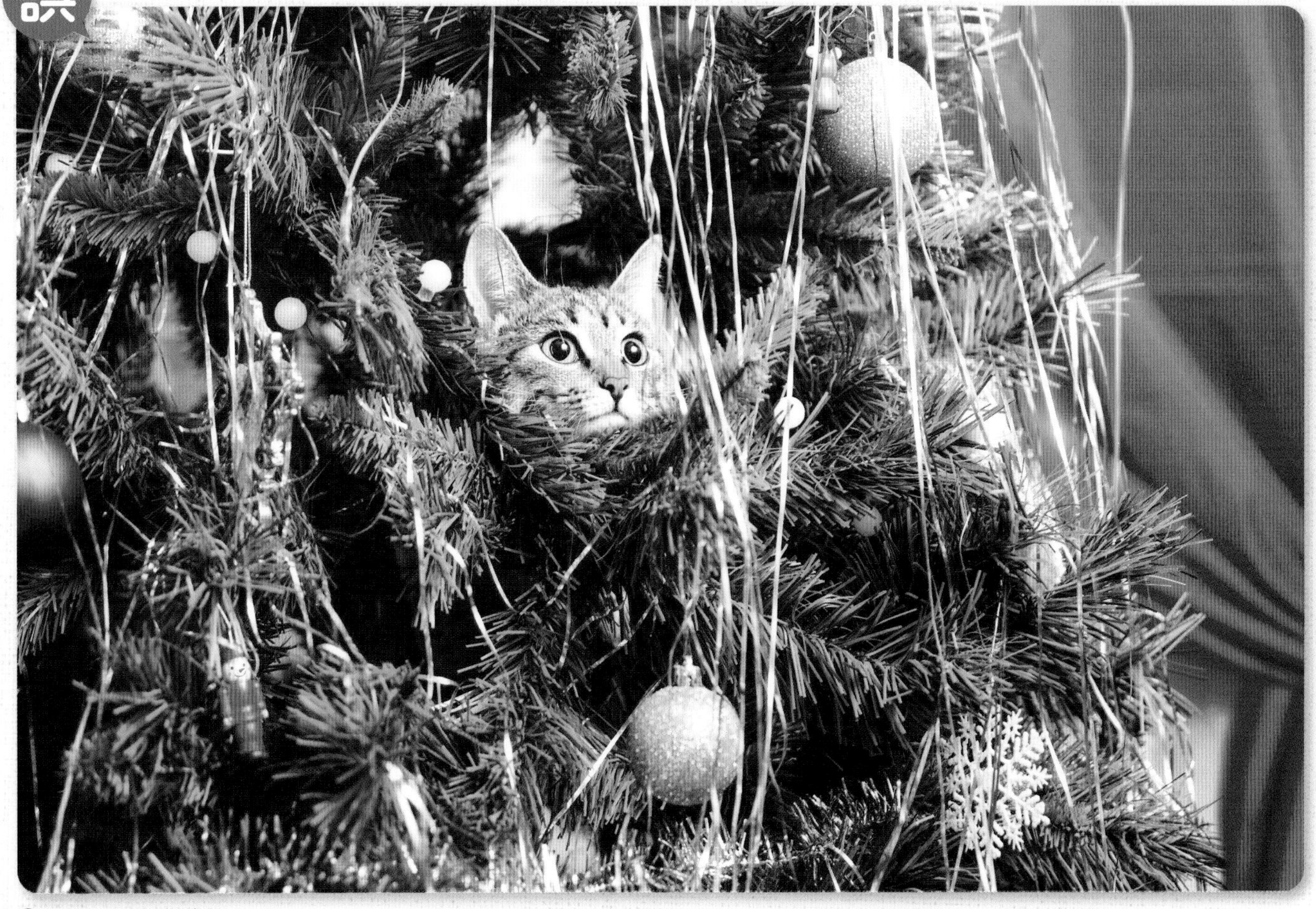

➡解答は70ページ

51 寝坊ねこ

お茶摘みを手伝おうと思ったのに、
もうみんな帰ってるにゃん!!

1分で見つけた数	個
全部見つけるまでの時間	分　秒

正

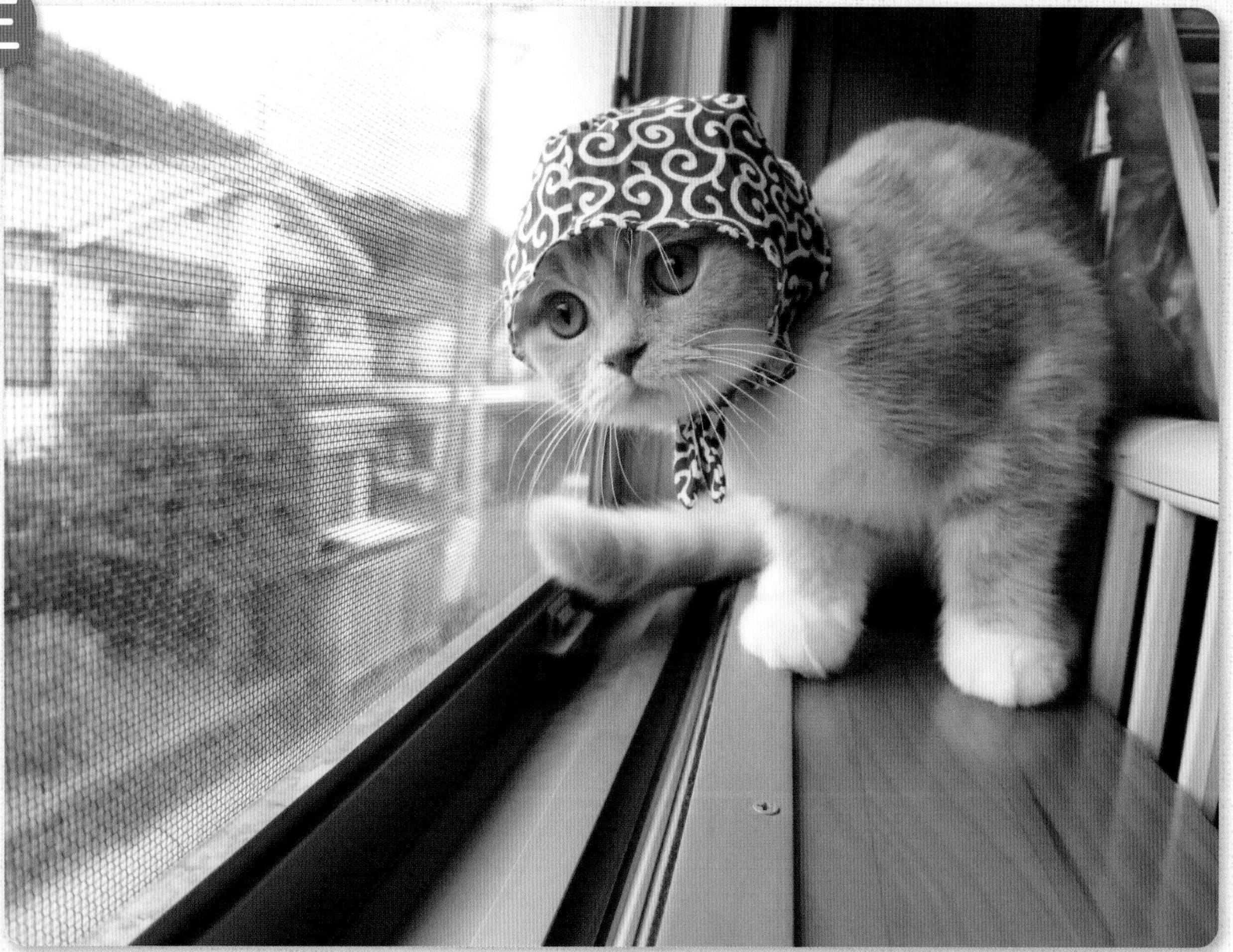

誤

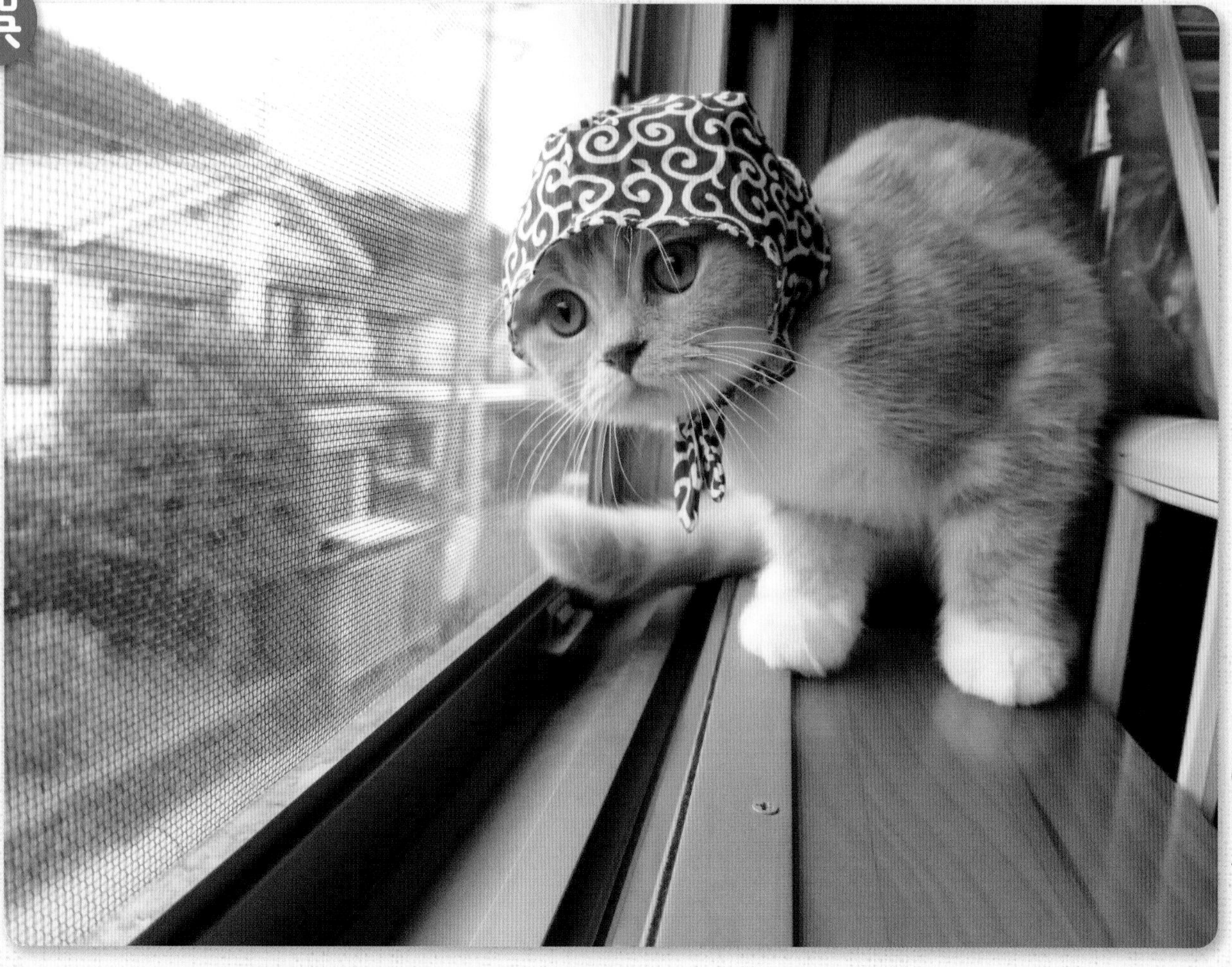

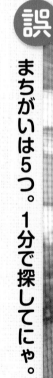

まちがいは5つ。1分で探してにゃ。

➡解答は70ページ

52 ストリートピニャノ

最近
流行ってるやつ！
やってみたかった
のにゃ〜

1分で見つけた数	個
全部見つけるまでの時間	分　秒

正

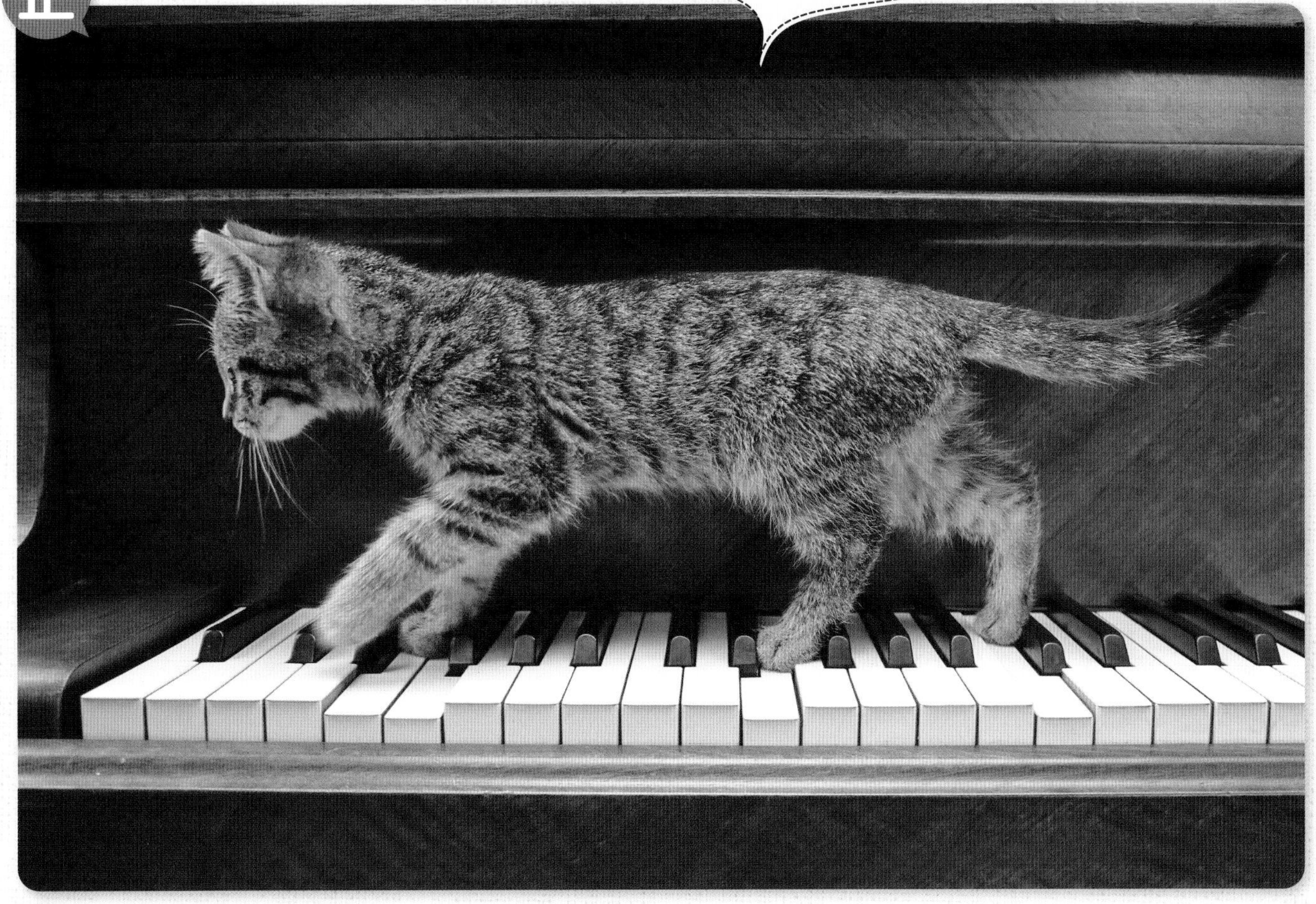

誤　まちがいは5つ。1分で探してにゃ。

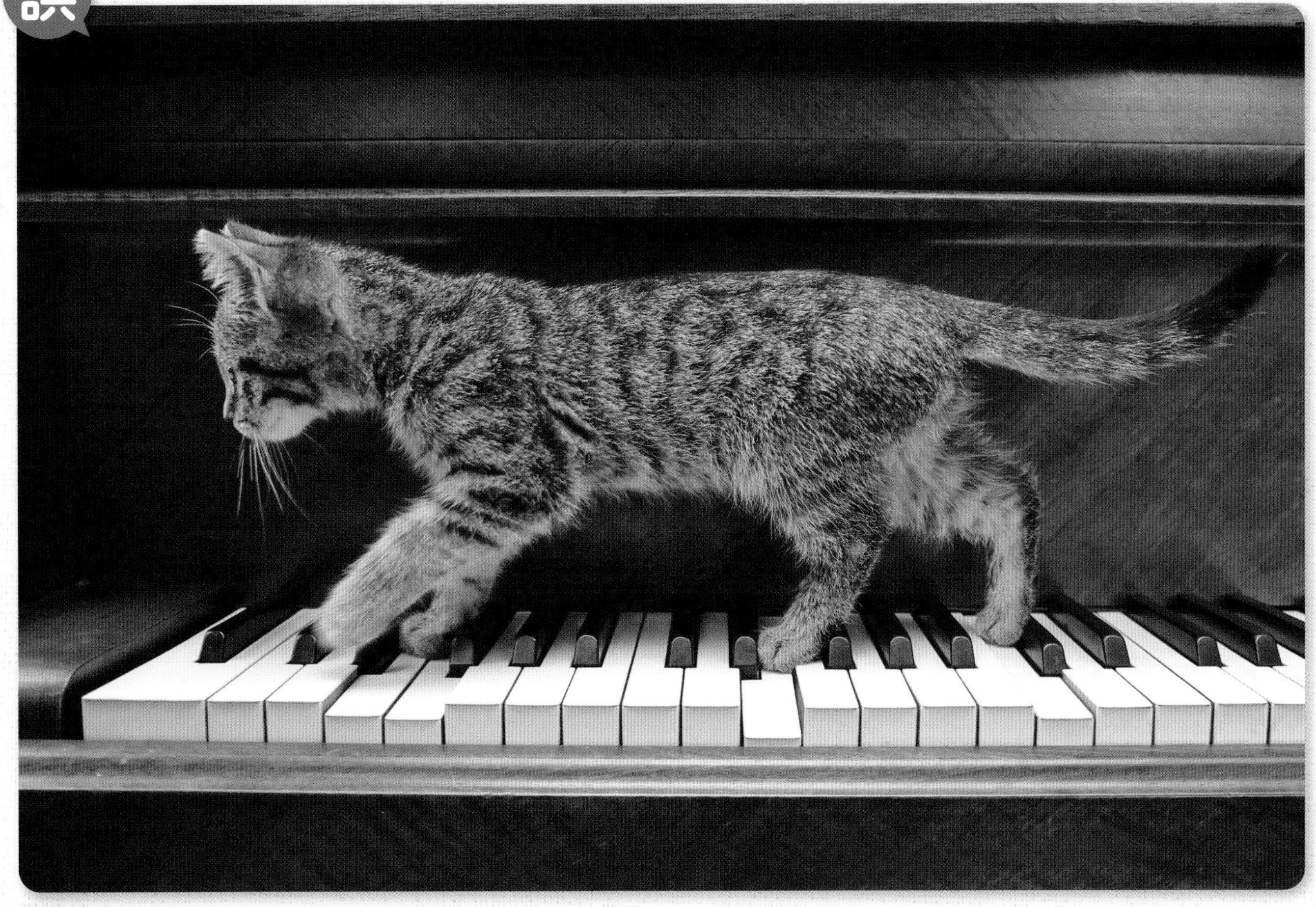

➡解答は70ページ

53 LOVEねこ

そこのあなた。
ねこを見すぎてだんだん目が
ハートになってきてますよ

1分で見つけた数	個
全部見つけるまでの時間	分　秒

正

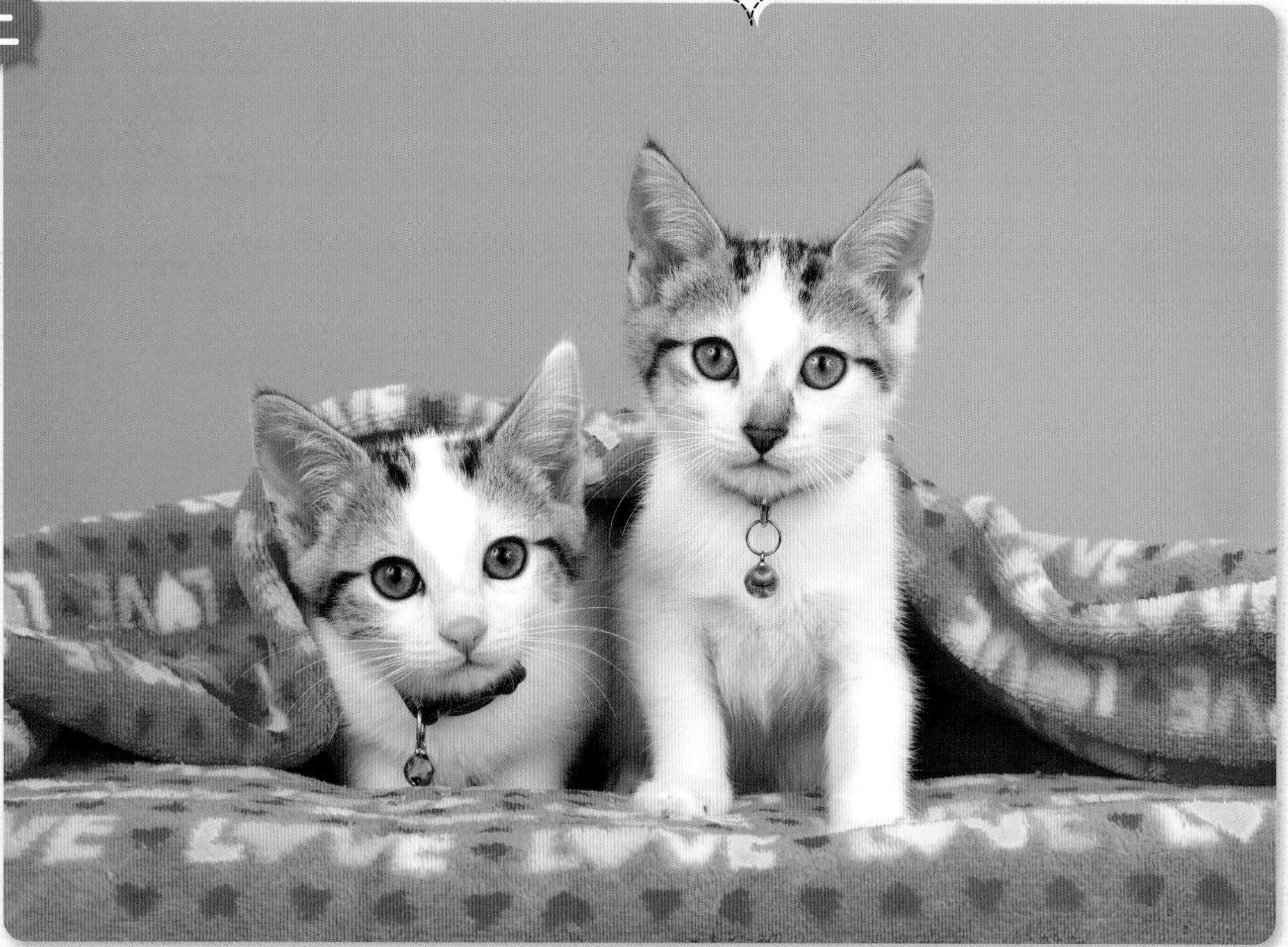

誤

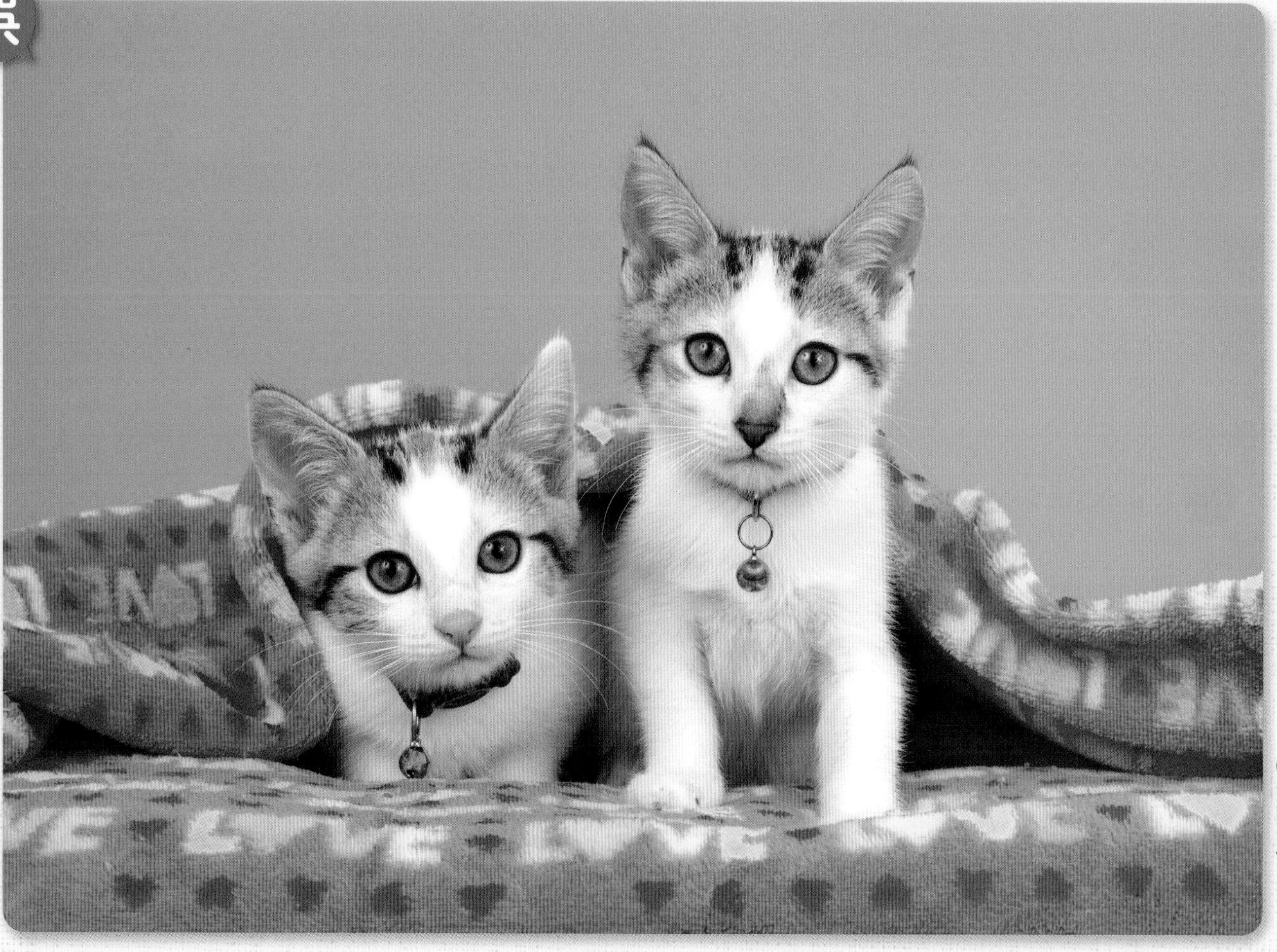

まちがいは5つ。1分で探してにゃ。

➡解答は70ページ

54 いす職人ねこ

ここの刺しゅうは
もっとこうしたほうが
このいすも喜ぶにゃ

1分で見つけた数	個
全部見つけるまでの時間	分　秒

正

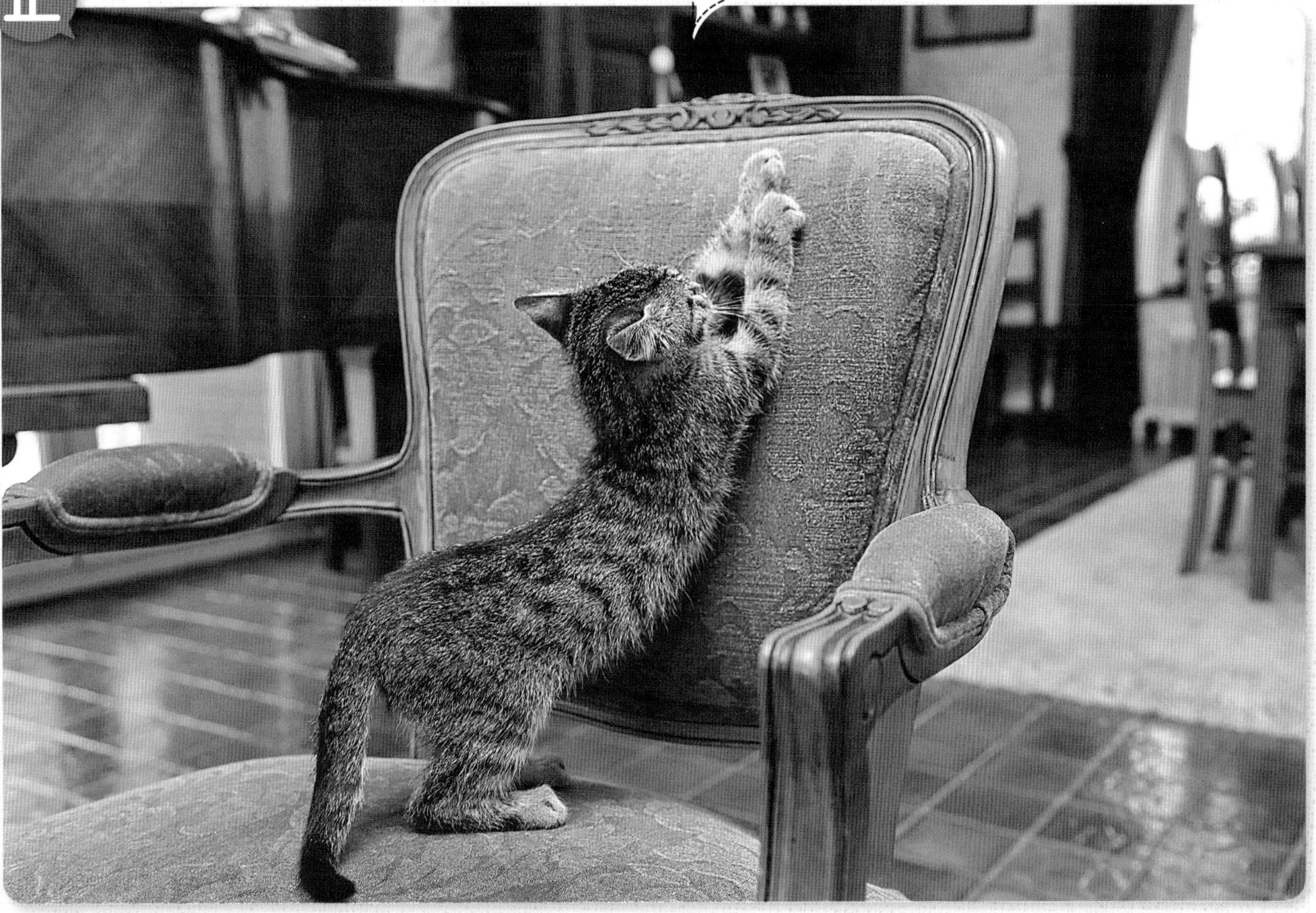

誤

まちがいは５つ。１分で探してにゃ。

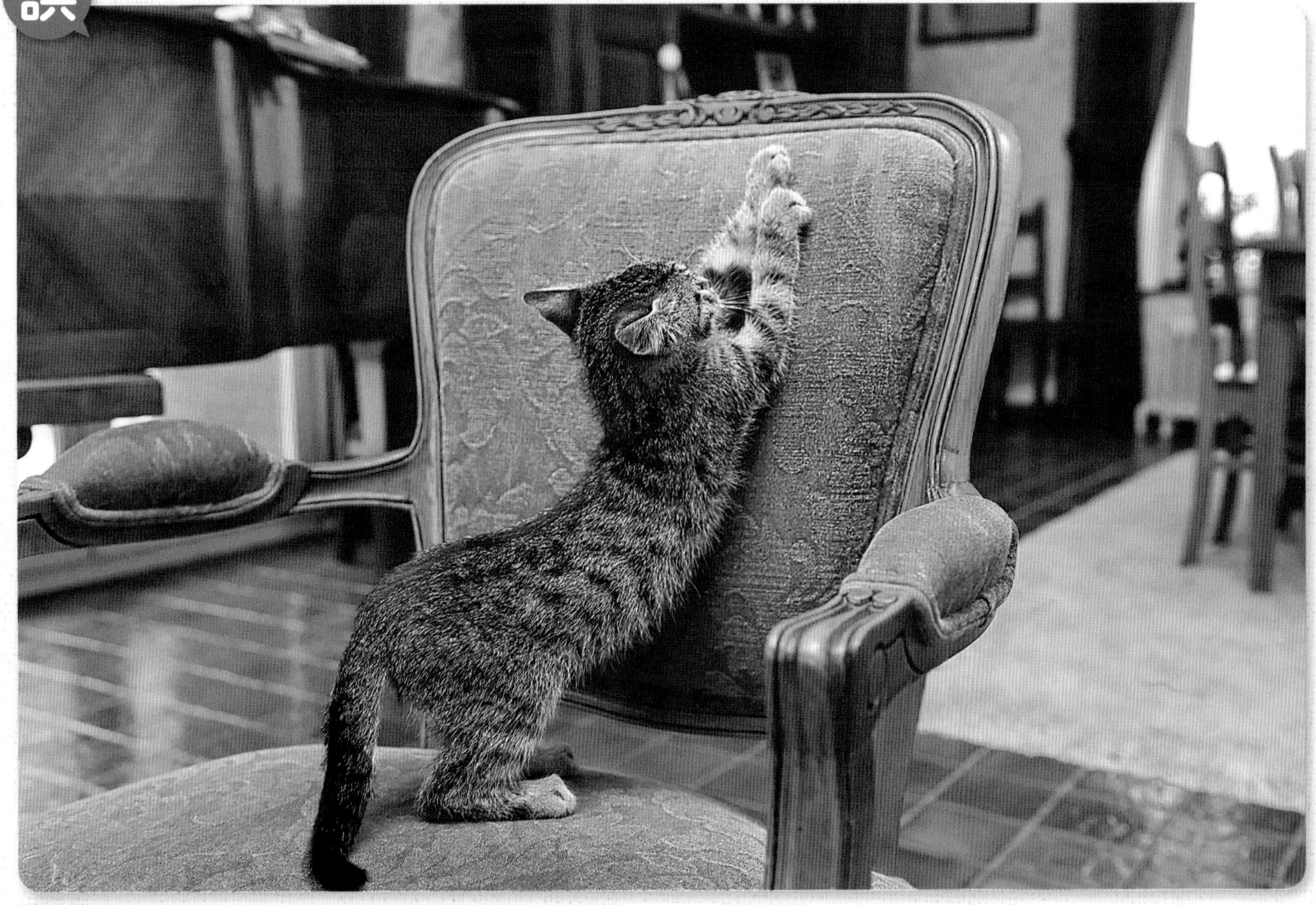

➡解答は71ページ

55 カメラマンねこ

ほら、ちびっこたち
もっと笑って。
えっ。ボクの顔が怖い？

1分で見つけた数	個
全部見つけるまでの時間	分　秒

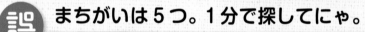

正

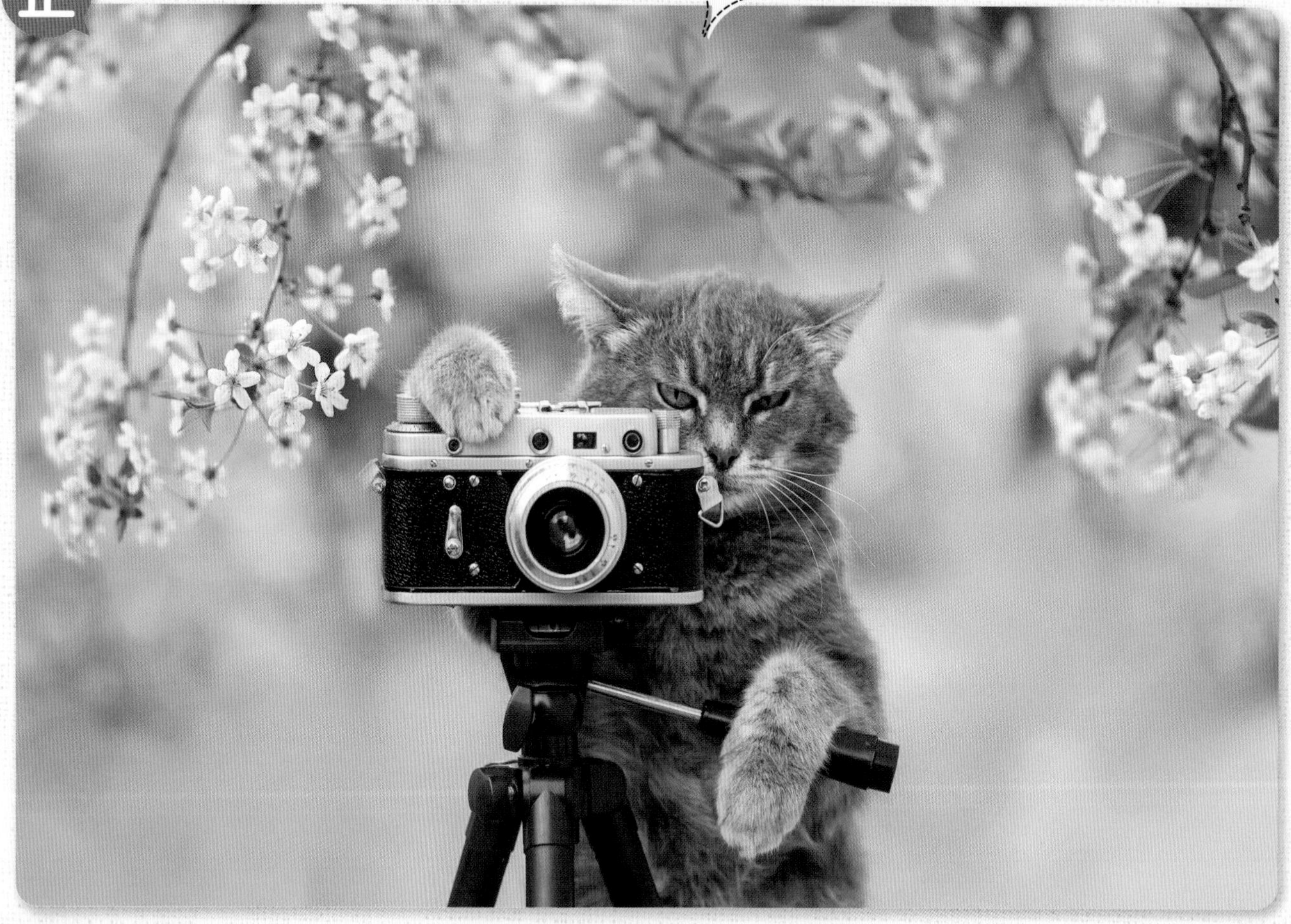

誤　まちがいは５つ。１分で探してにゃ。

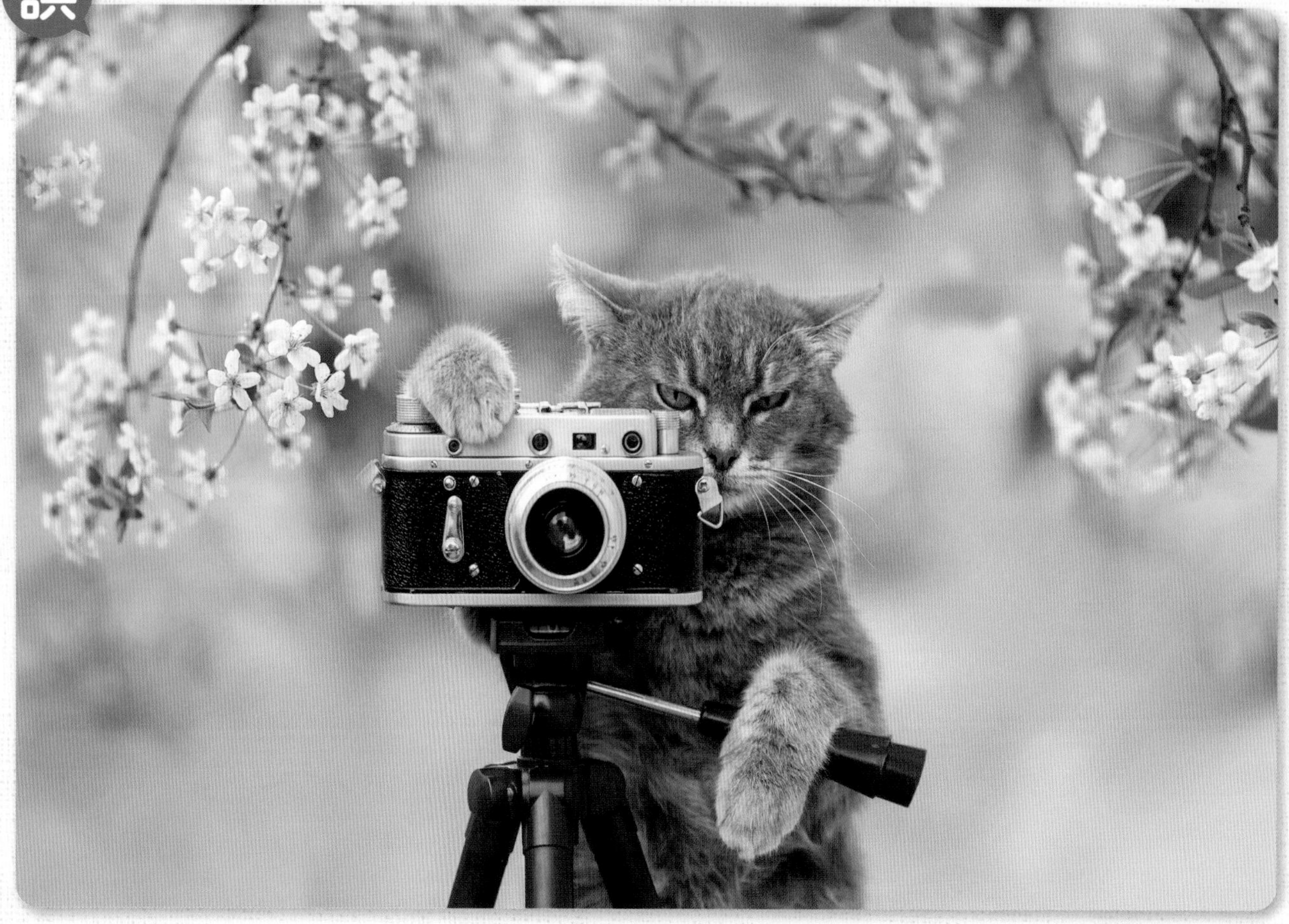

➡解答は71ページ

56 睡眠学習ねこ

うーん。う―――ん。
難しい夢ばっかりにゃぁ

1分で見つけた数	個
全部見つけるまでの時間	分　秒

正

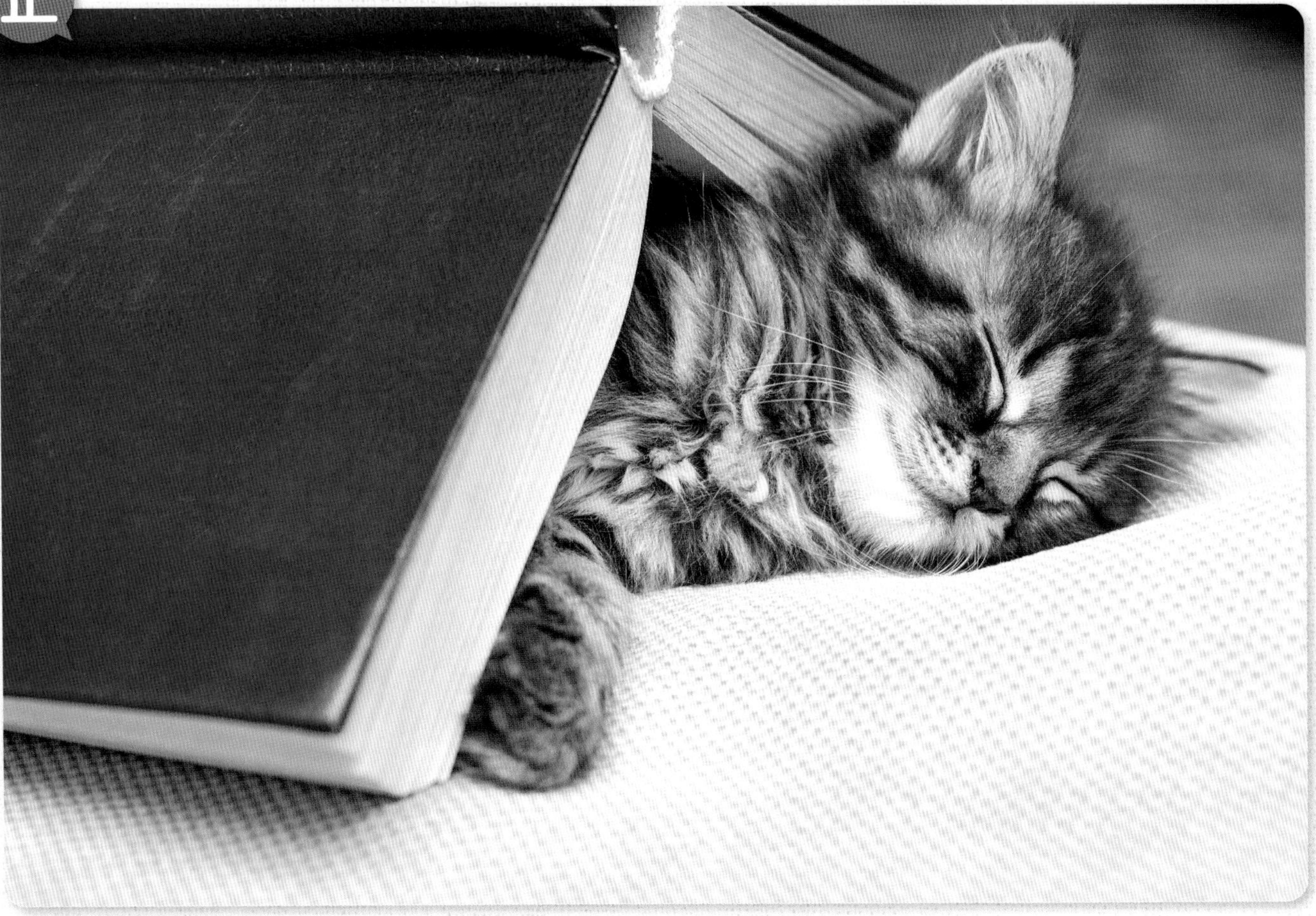

誤 まちがいは5つ。1分で探してにゃ。

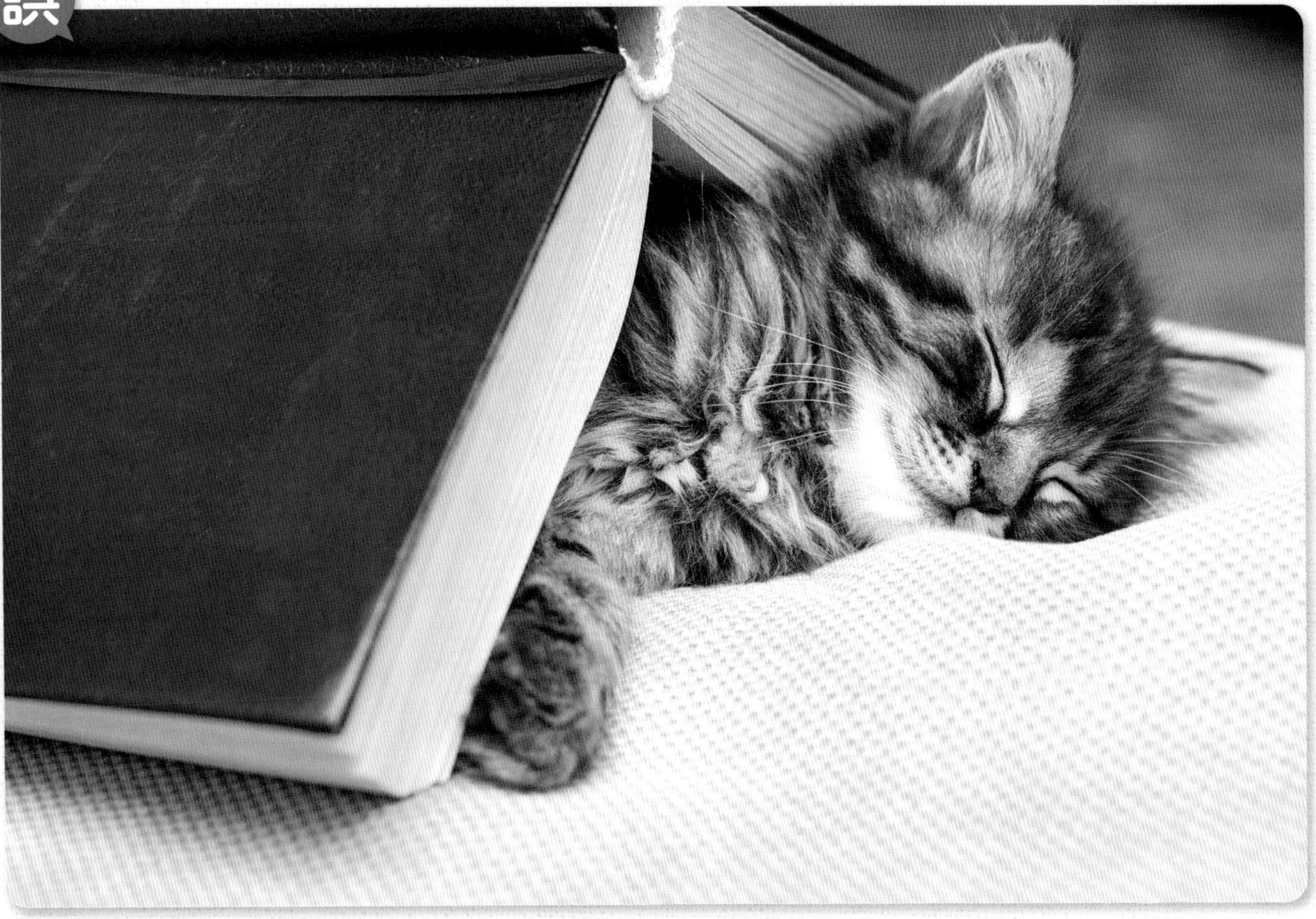

➡解答は71ページ

57 親子の日常ねこ

1分で見つけた数	個
全部見つけるまでの時間	分　秒

正

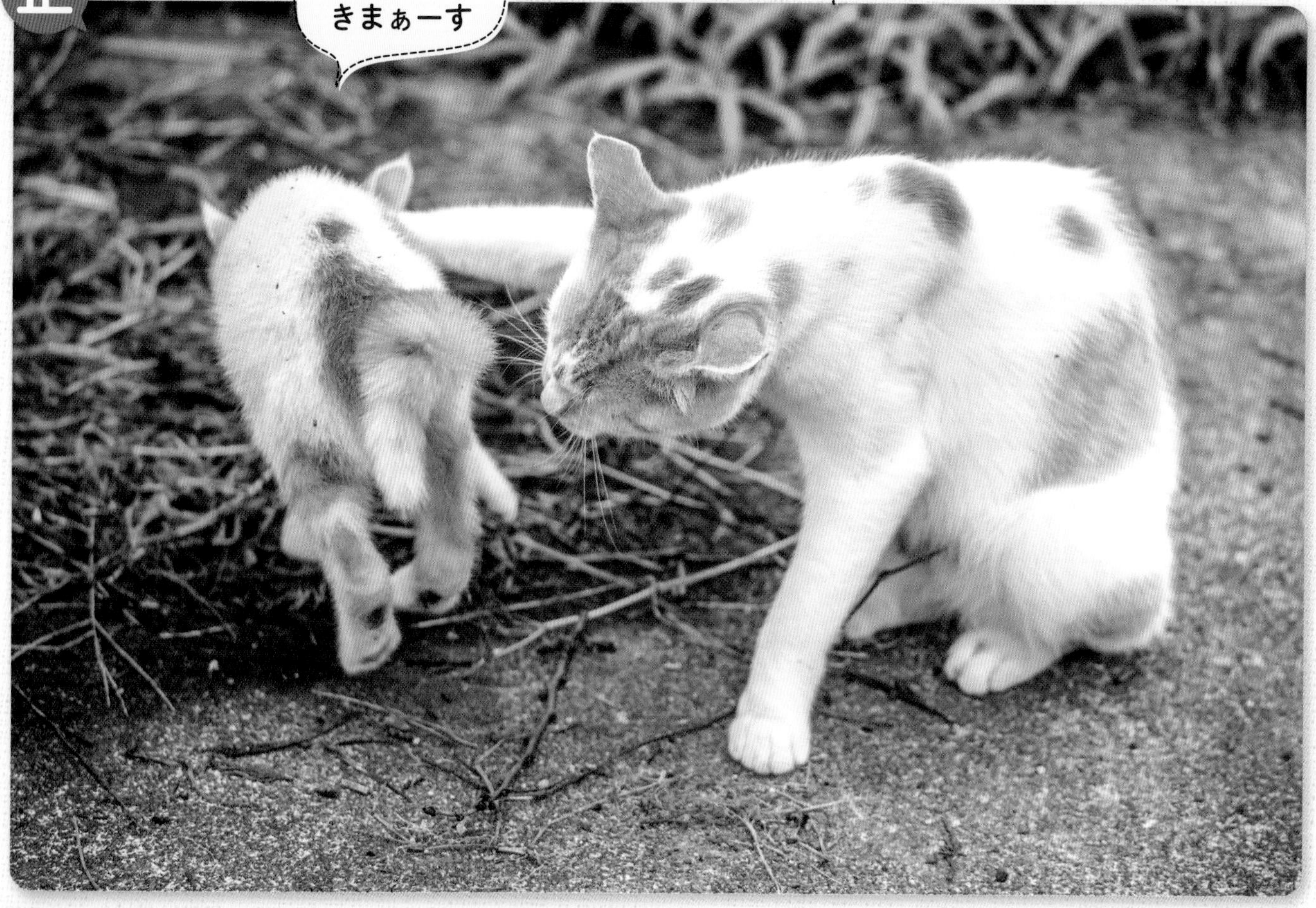

公園行ってきまぁーす
コラ！宿題やったの?!

誤　まちがいは５つ。１分で探してにゃ。

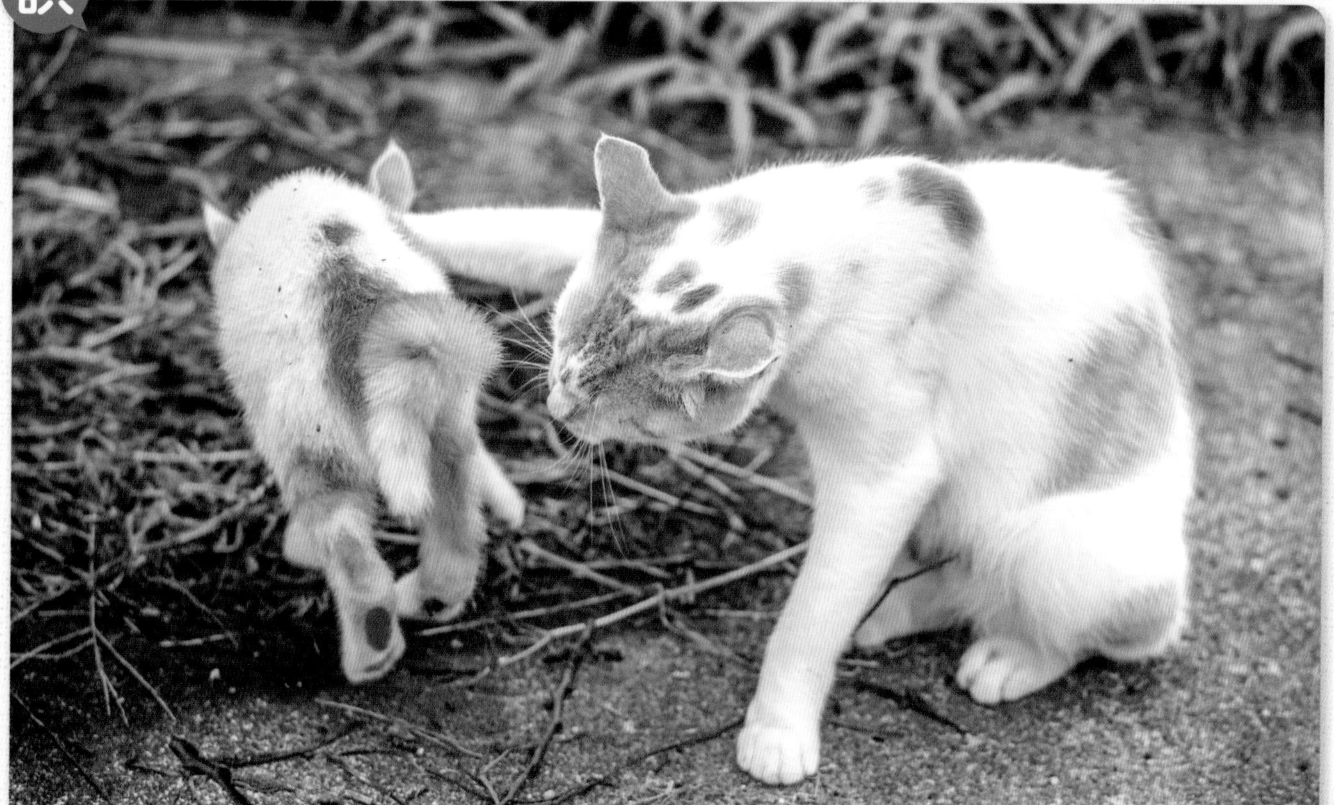

解答は71ページ

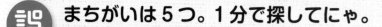

58 たんぽぽねこ

このたんぽぽは
いいアイデアが浮かぶと
咲いて教えてくれるんです。
…あ。ほら見て

1分で見つけた数	個
全部見つけるまでの時間	分　秒

正

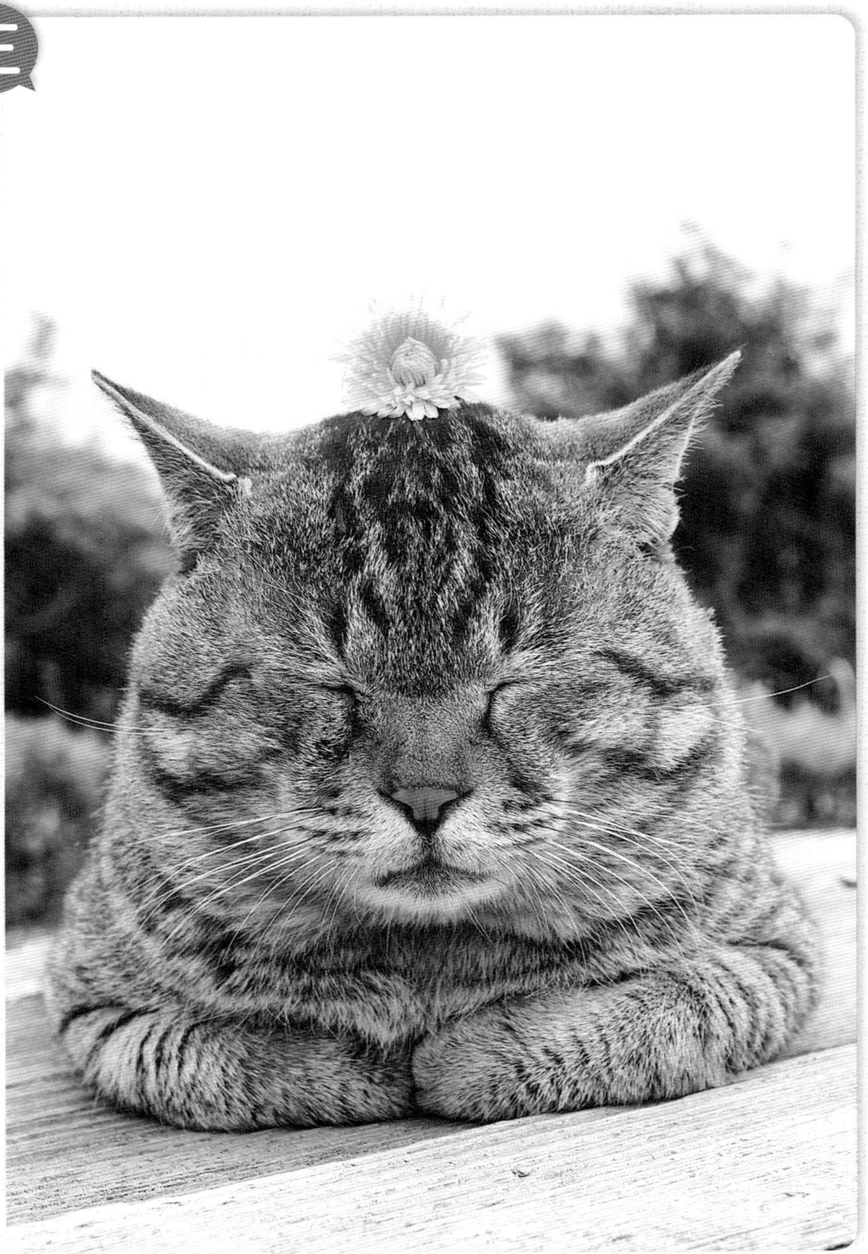

誤

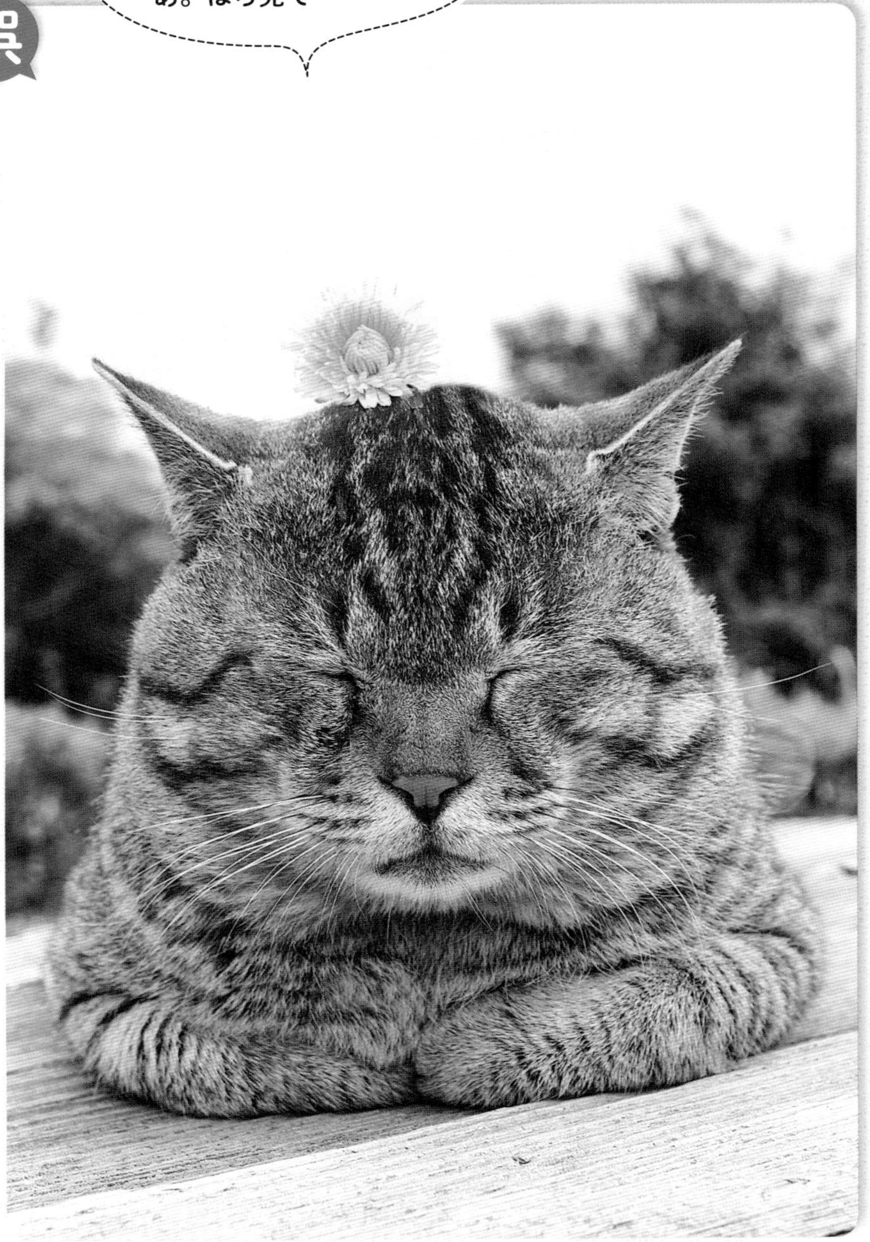

まちがいは5つ。1分で探してにゃ。

➡解答は71ページ

59 山の神ねこ

あなた…！
まさかこの私が
見えるのですか

1分で見つけた数	個
全部見つけるまでの時間	分　秒

正

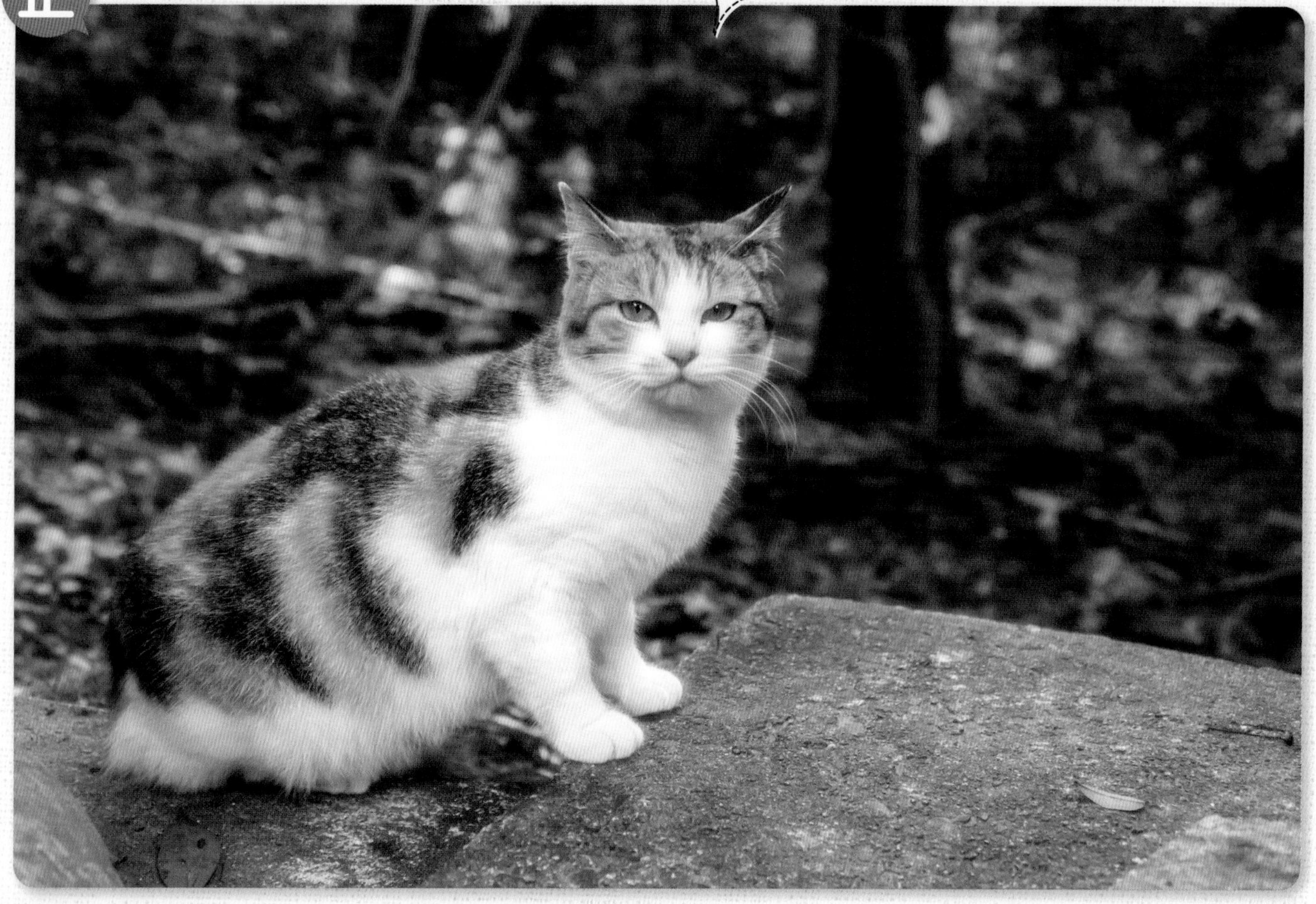

誤　まちがいは５つ。１分で探してにゃ。

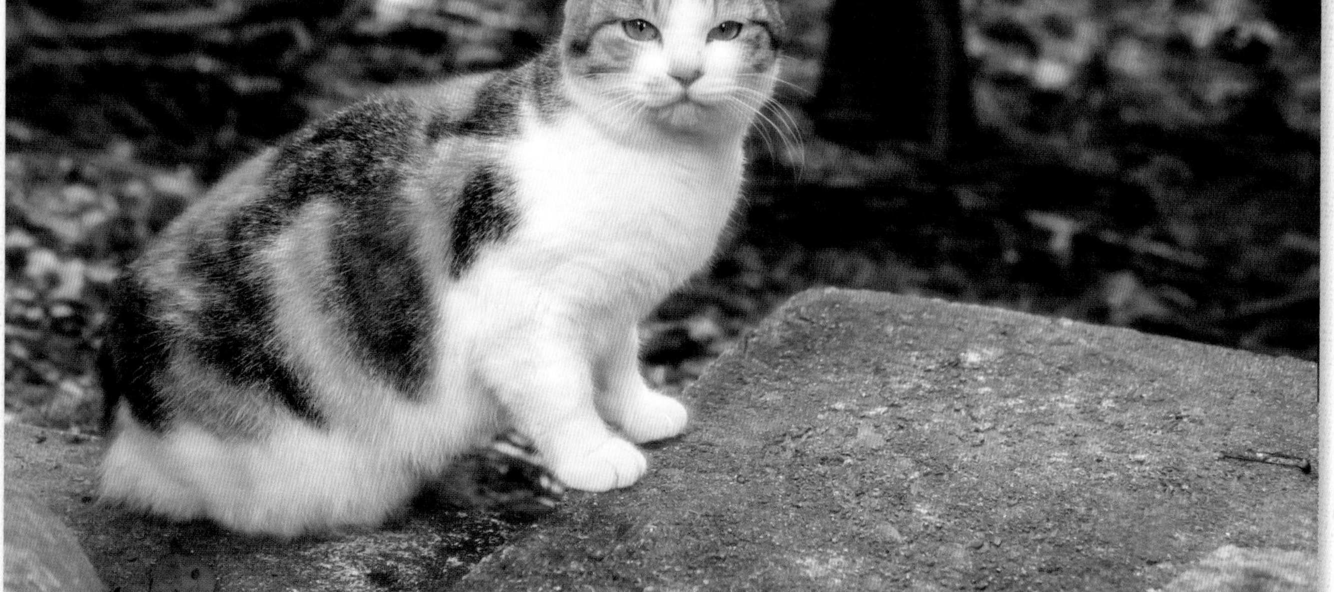

➡解答は71ページ

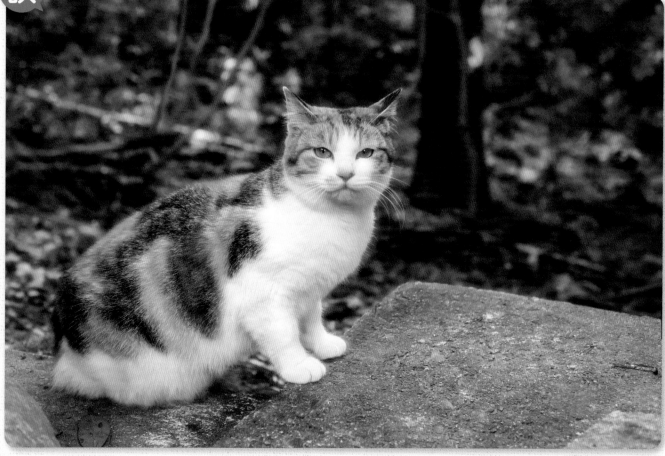

60 いっしょねこ

お疲れさまにゃ〜。
こっちきていっしょに
ゴロゴロしようにゃ

1分で見つけた数	個
全部見つけるまでの時間	分　秒

正

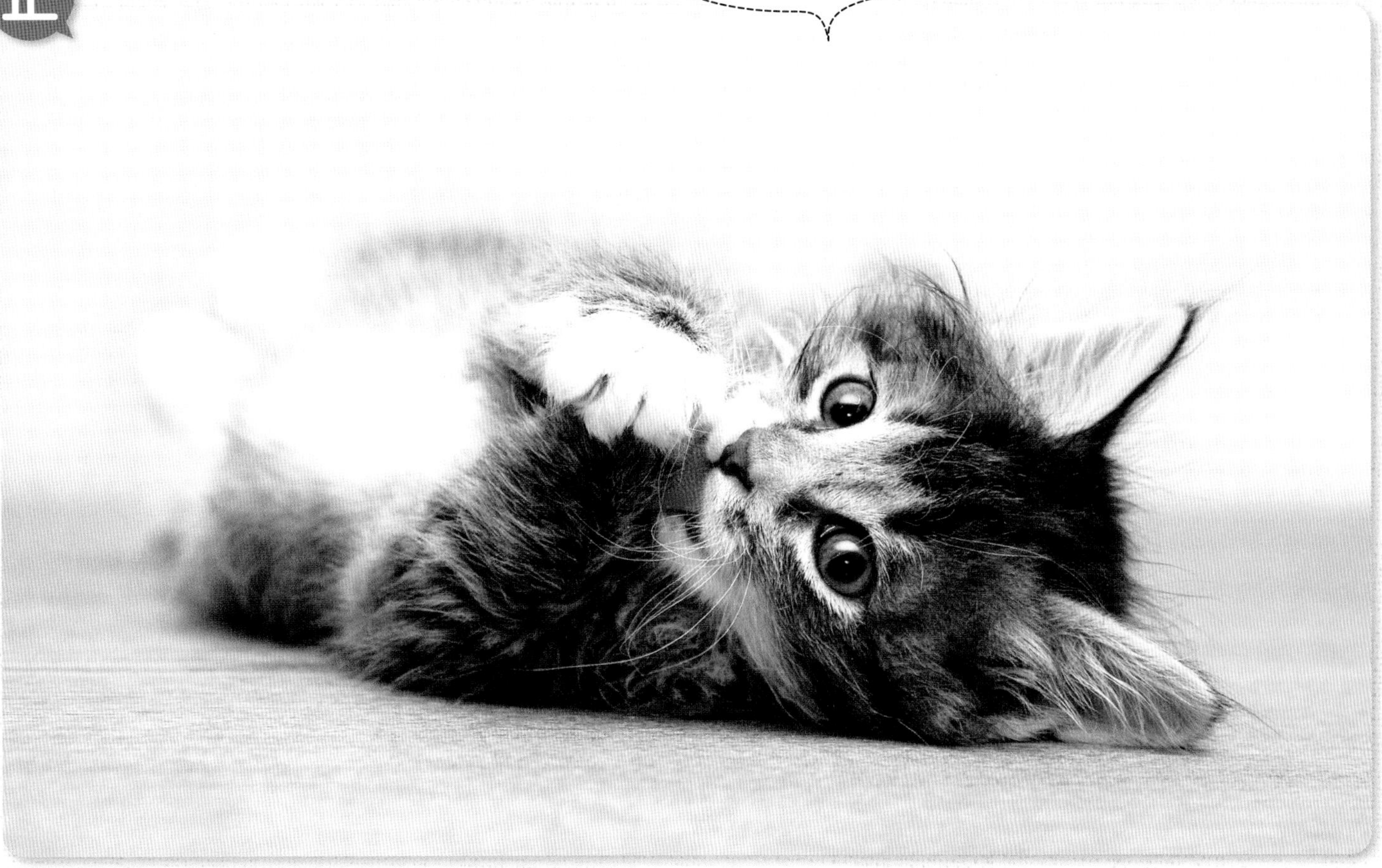

誤

まちがいは５つ。１分で探してにゃ。

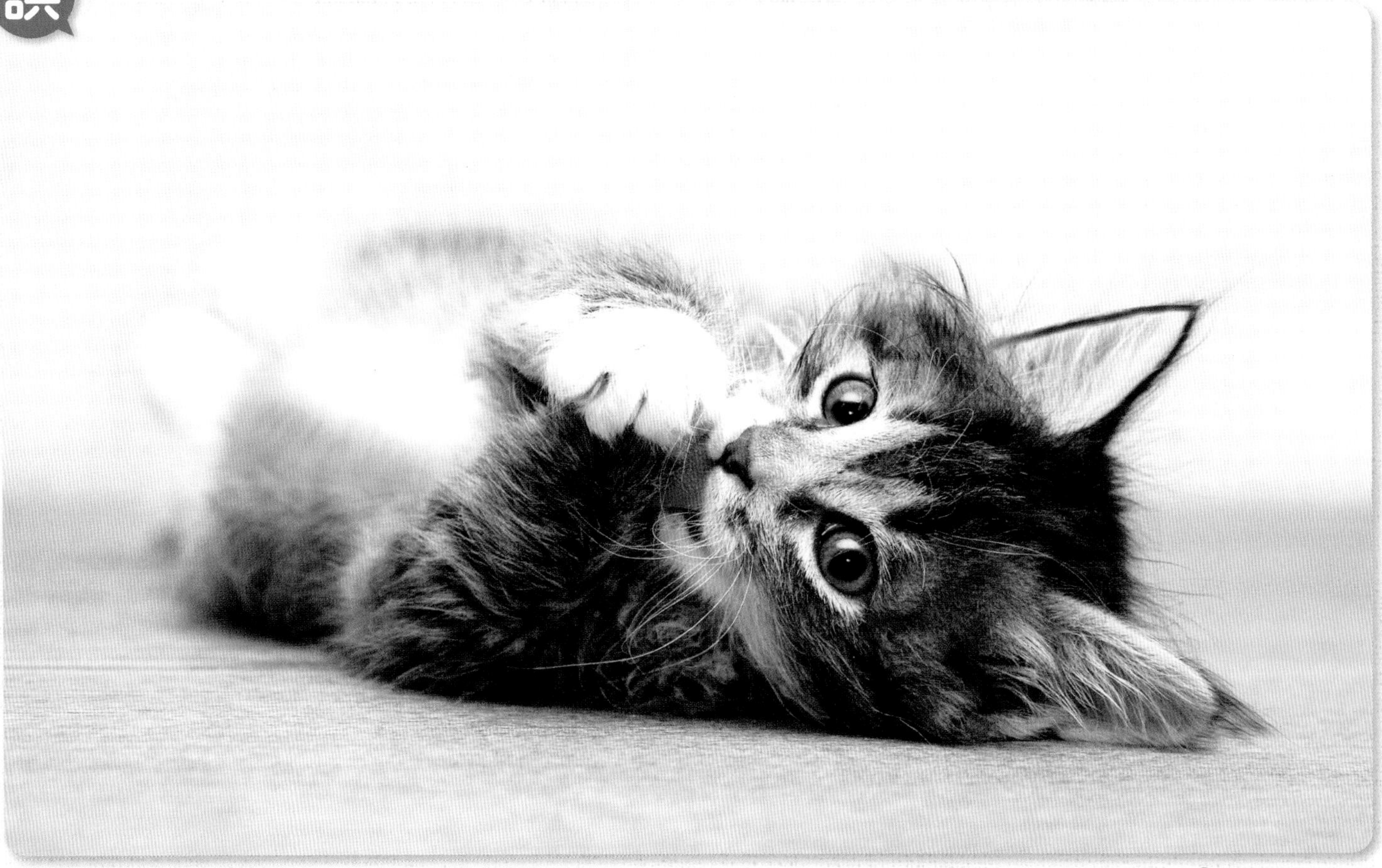

➡解答は71ページ

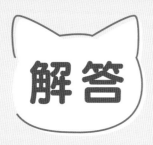

解答

※印刷による汚れ・カスレなどはまちがいに含まれません。

❶シンクロねこ（P5）

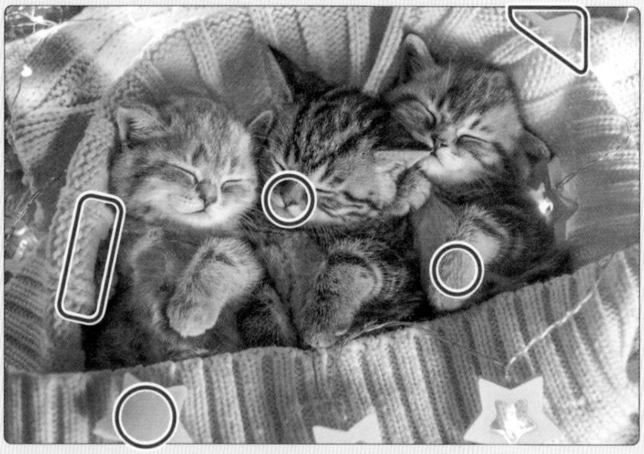

❷将来鬼退治ねこ（P6）

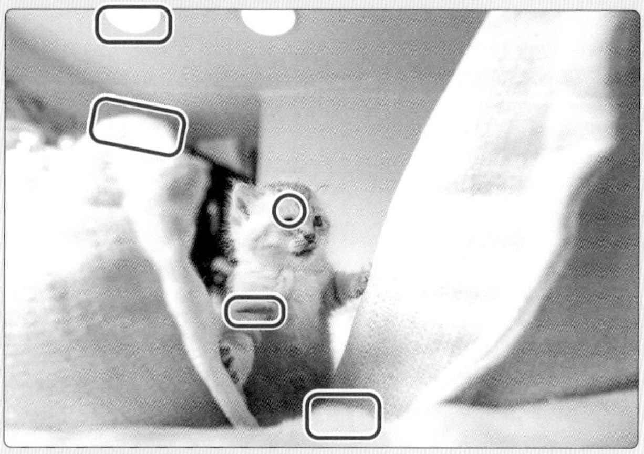

❸がんばれにゃいねこ（P7）

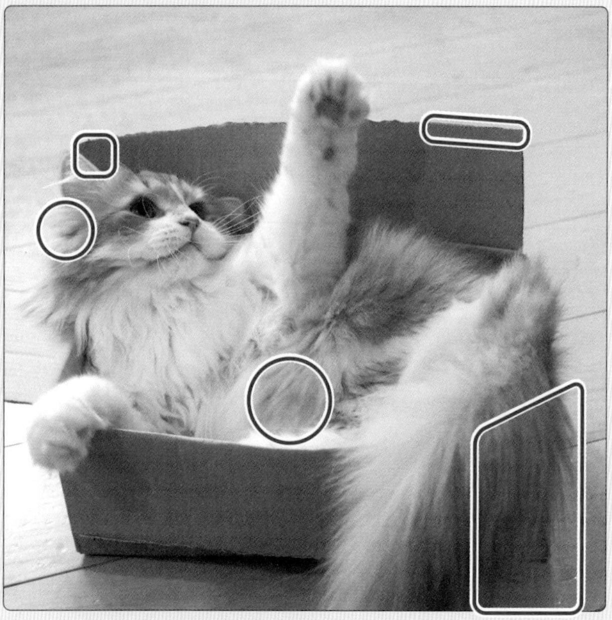

❹見ぃつけたねこ（P8）

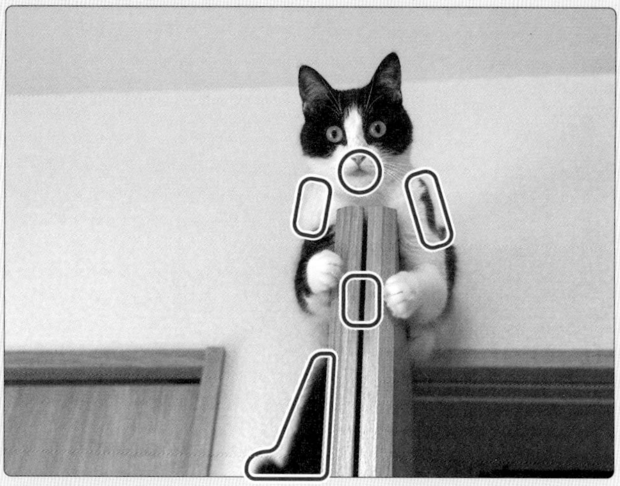

❺才能ねこ（P9）

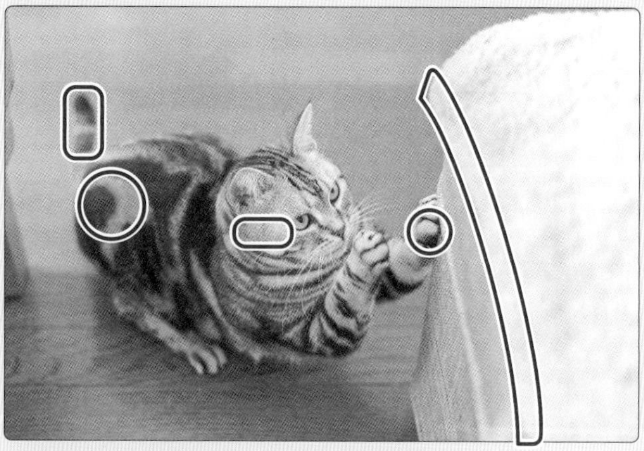

❻昼下がりねこ（P10）

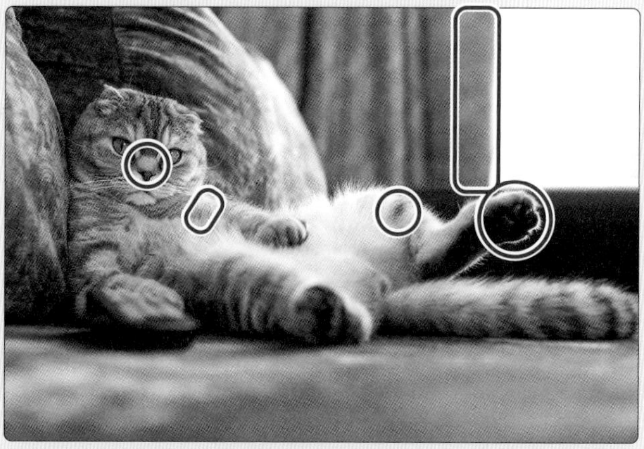

❼激おこぷんぷんねこ（P11）

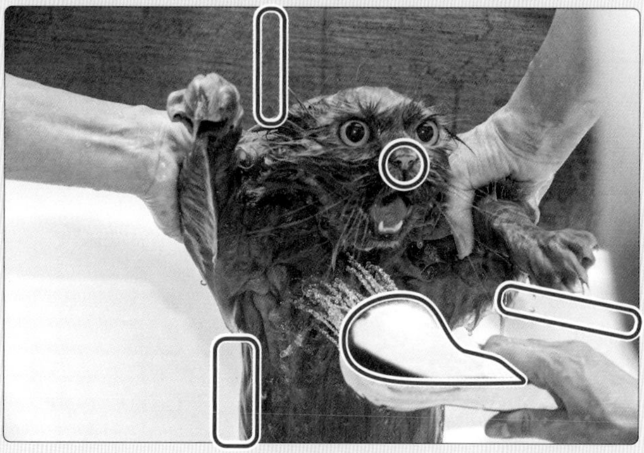

❽新作ねこ（P12）

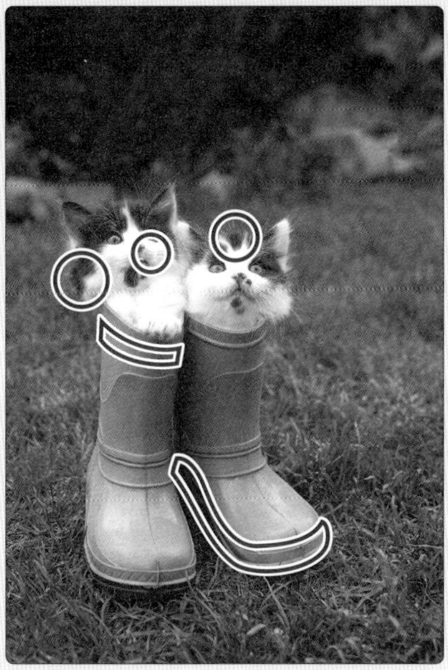

❾悪だくみねこ（P13）

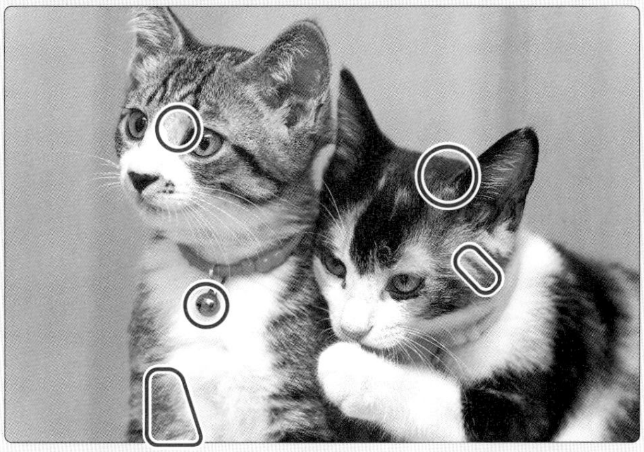

❿ダンプねこ（P14）

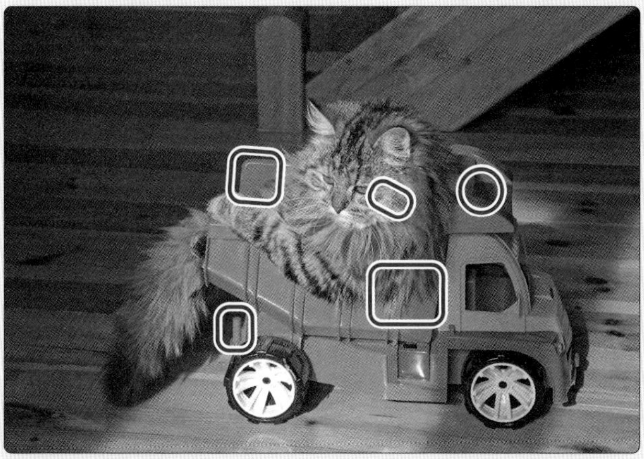

⓫ねこほいほい（P15）

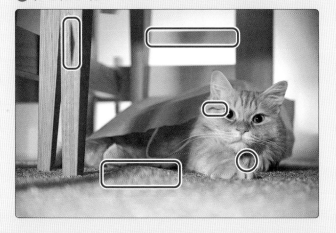

⓬気づいたねこ（P16）

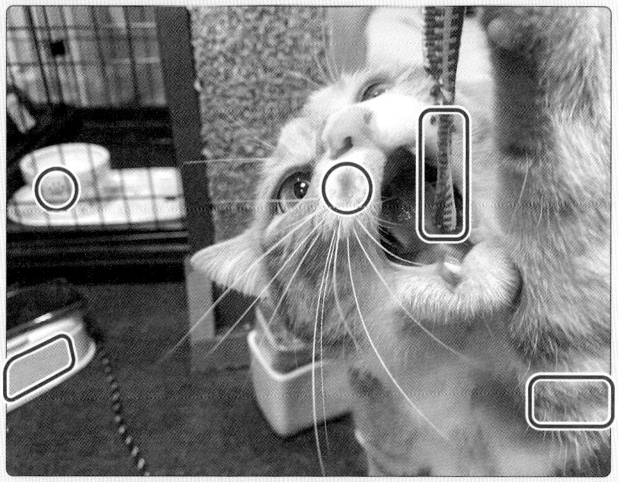

⓭ムリがあるねこ（P17）

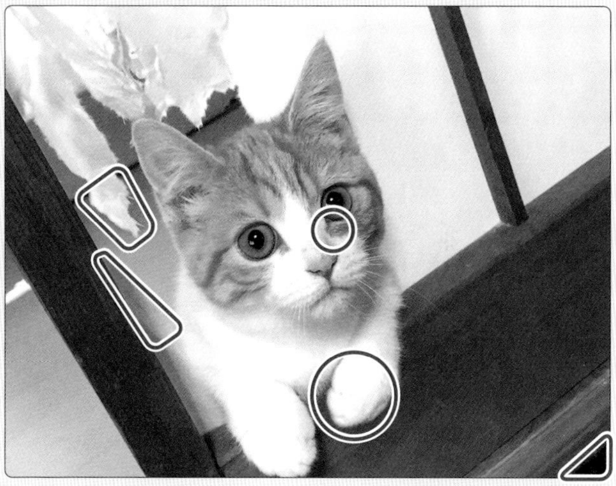

⓮旅館ねこ（P18）

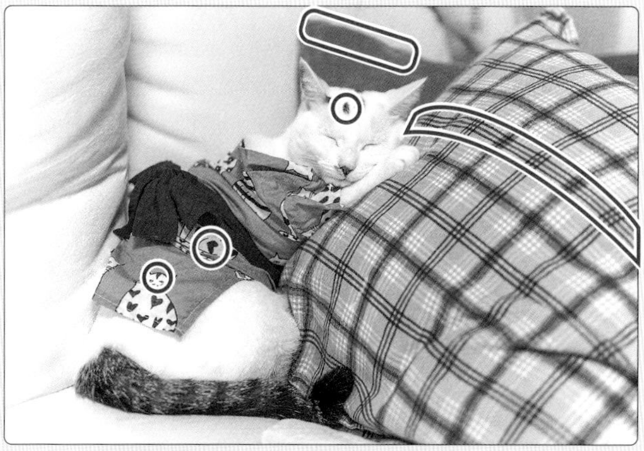

⓯探偵ねこ（P19）

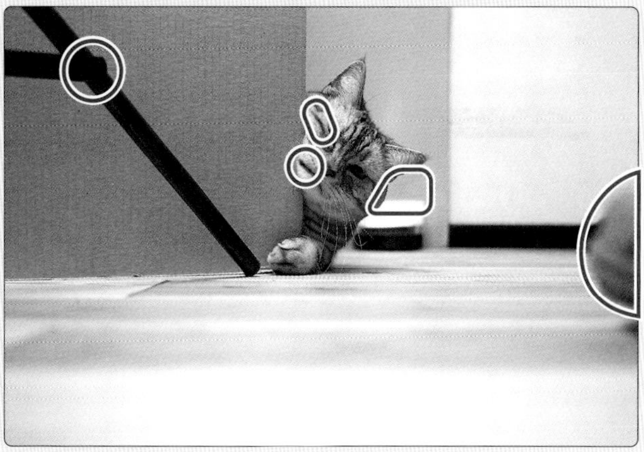

⑯私が作りましたねこ（P20）

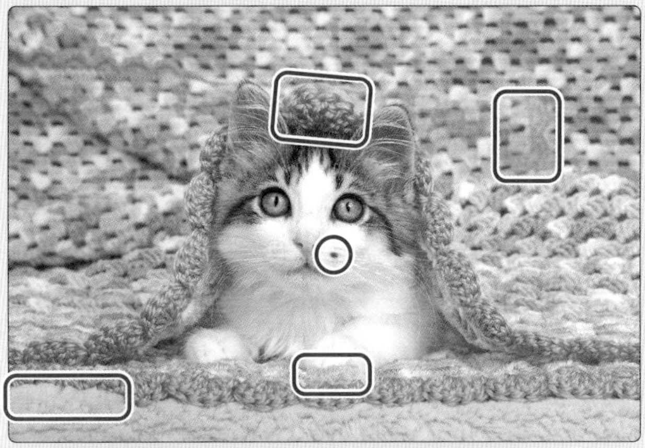

⑰うっとりにゃん（P21）

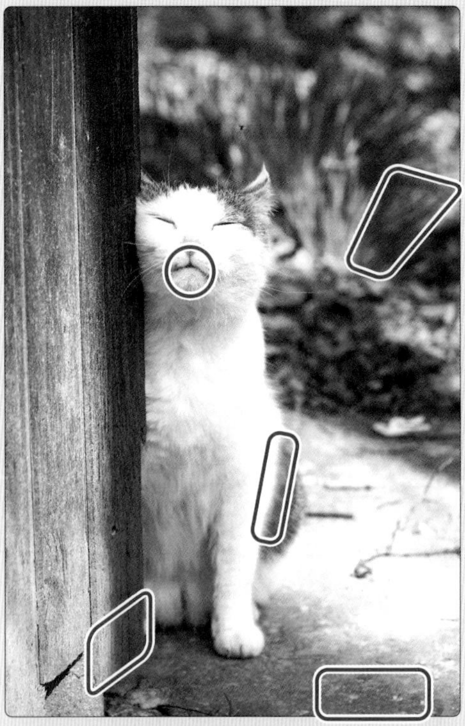

⑱敬礼ねこ（P22）

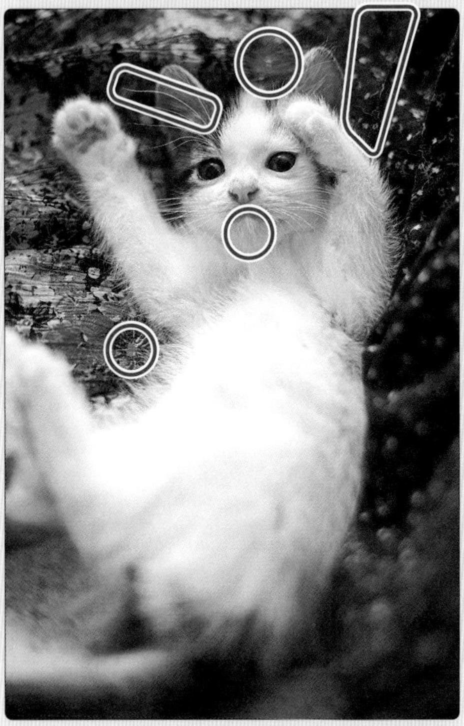

⑲笑ってねこ（P23）

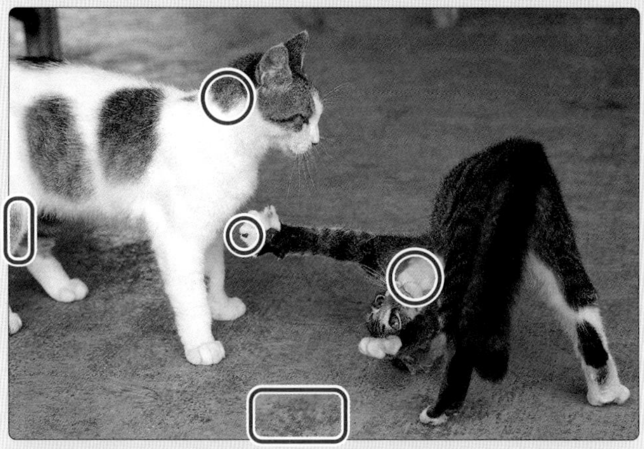

⑳神父ねこ（P24）

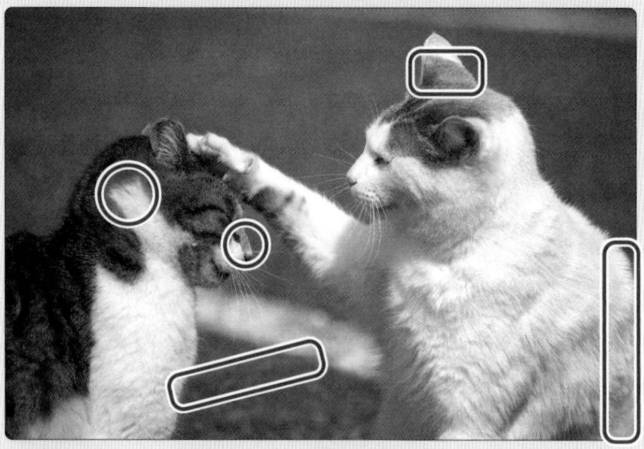

㉑門番ねこ（P25）

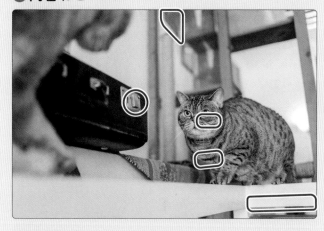

㉒悪気はないねこ（P26）

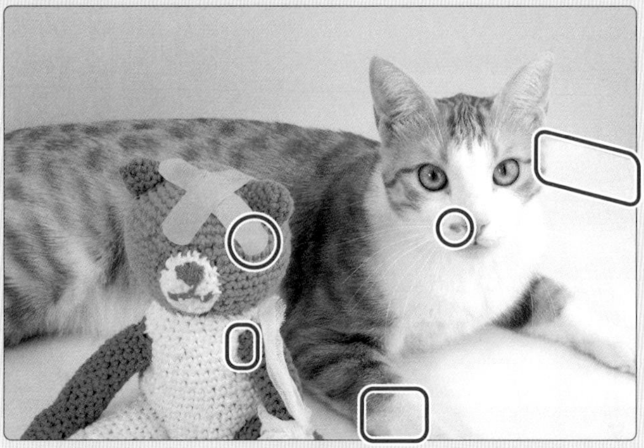

㉓ねこの惑星（P27）

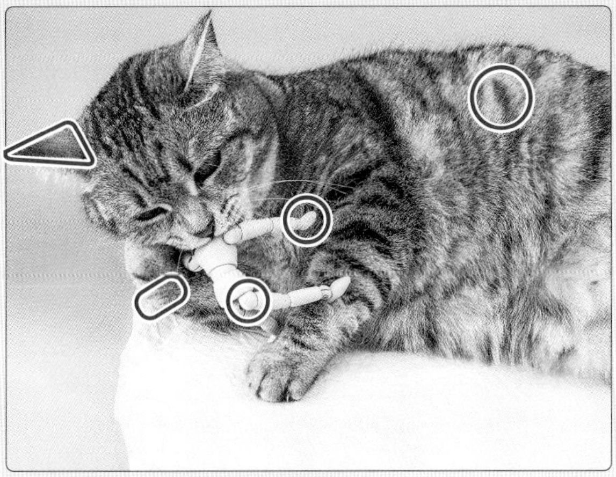

㉔返ちてねこ（P28）

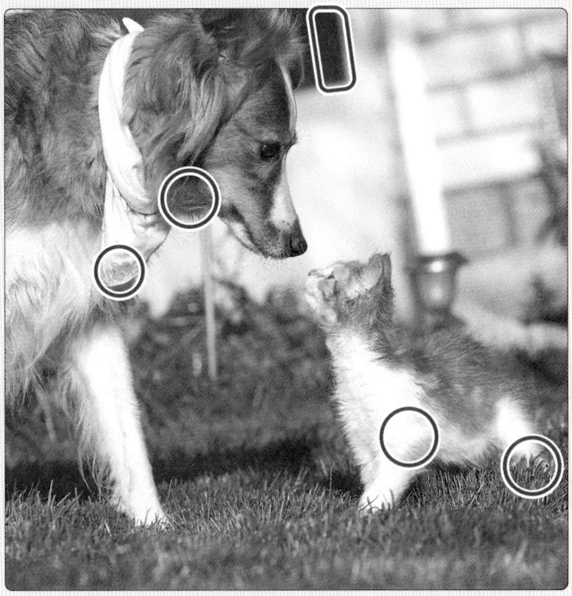

㉕せりねこ（P29）

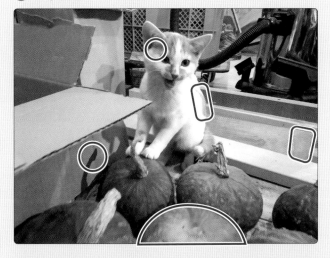

㉖ガードにゃん（P30）

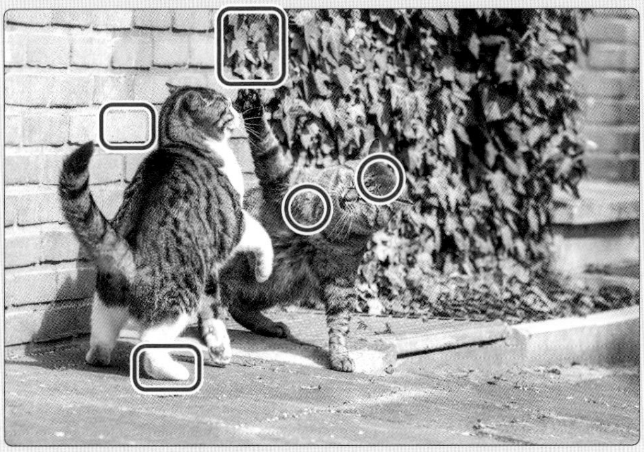

㉗見まもりねこ（P31）

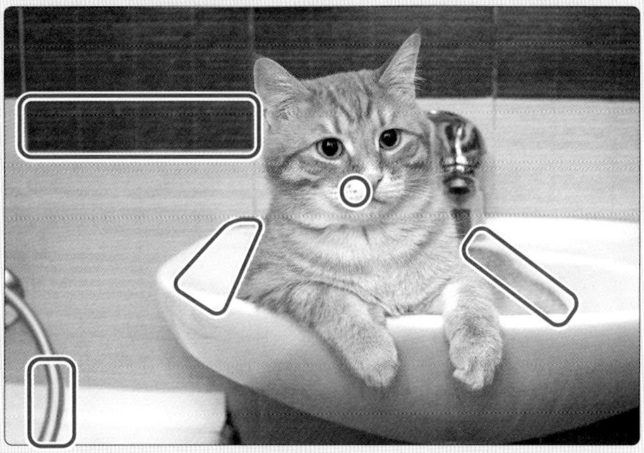

㉘舞台俳優ねこ（P32）

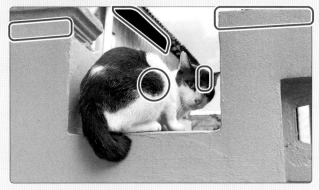

㉙知恵のにゃ（P33）

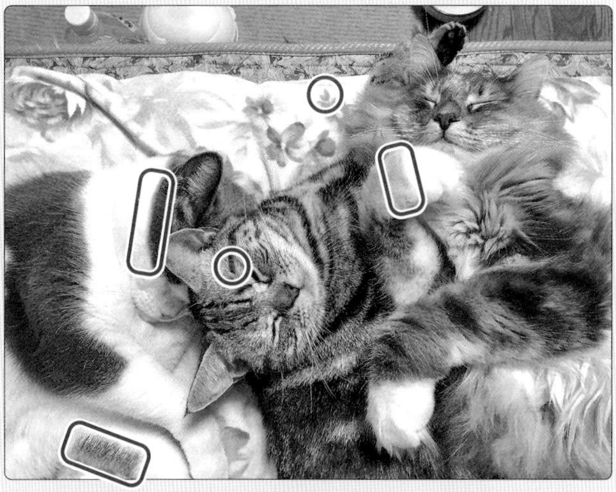

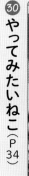

㉚やってみたいねこ（P34）

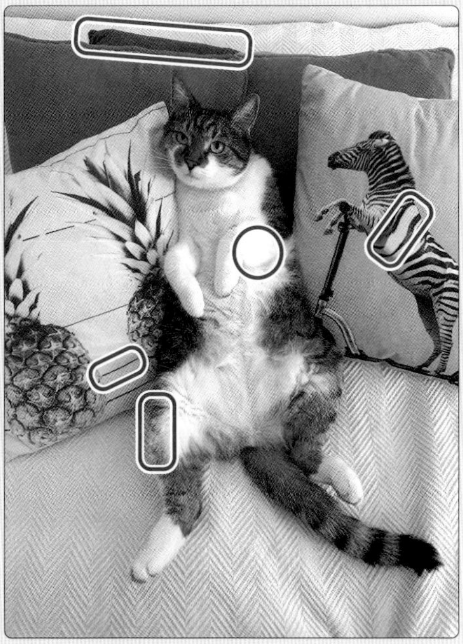

㉛ 思い出せないねこ（P35）

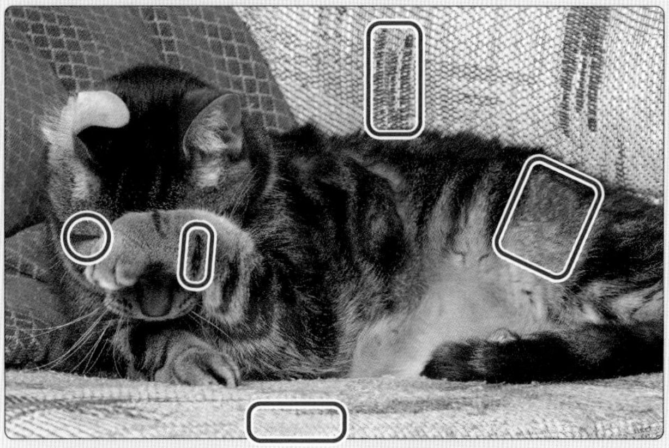

㉜ パラシュートねこ（P36）

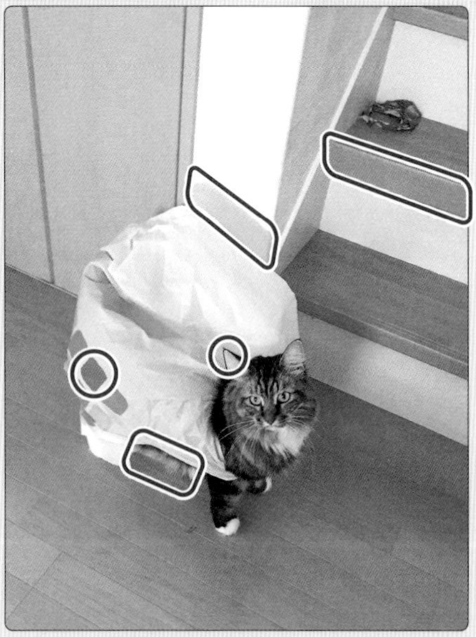

㉝ 隣のねこは青く見える（P37）

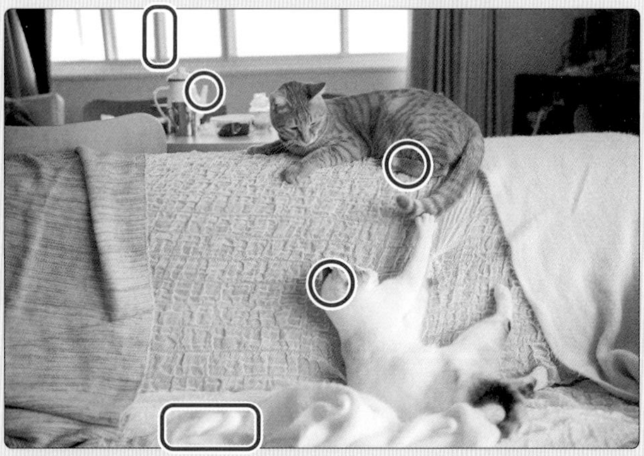

㉞ 業者ねこ（P38）

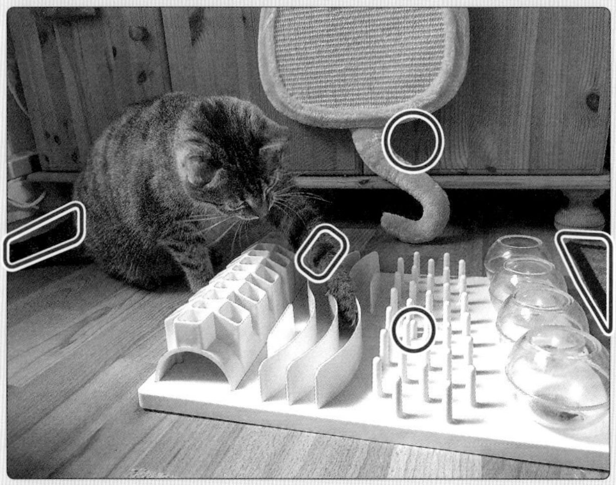

㉟ カモフニャージュ（P39）

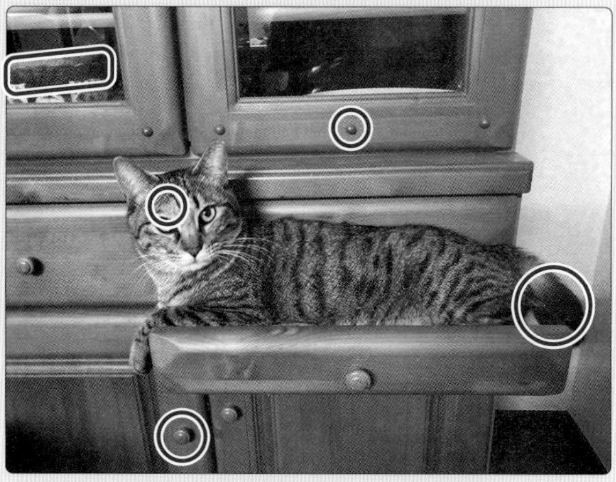

㊱ コーディネーターねこ（P40）

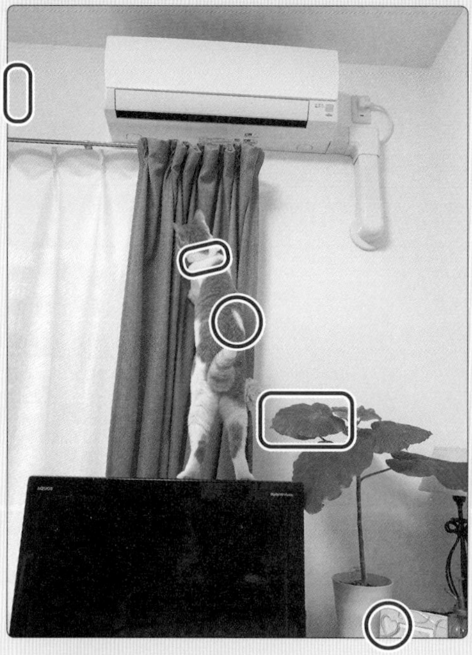

㊲ 一つ星ねこ（P41）

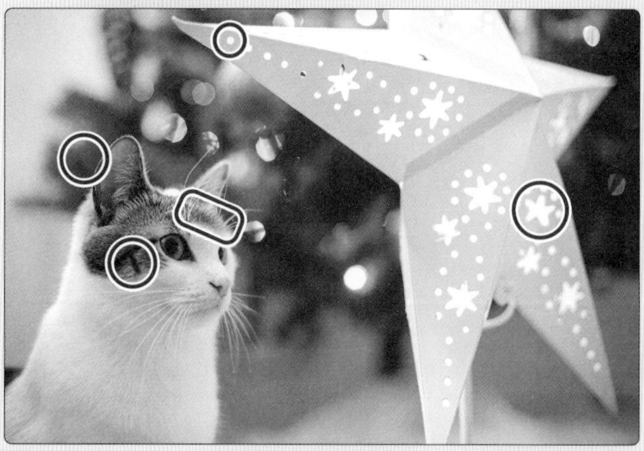

㊳ ナナフシねこ（P42）

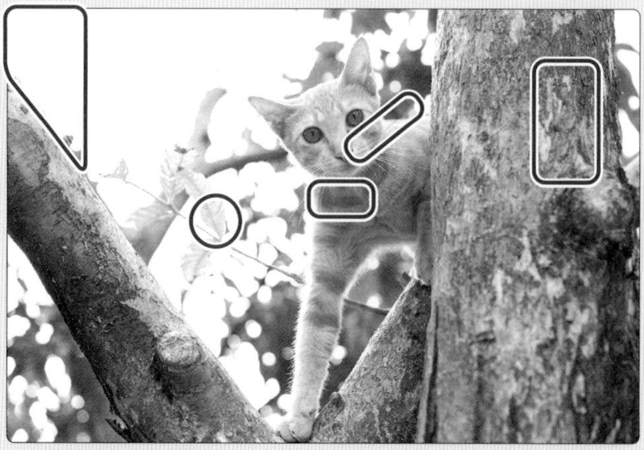

㊴身体測定ねこ(P43)

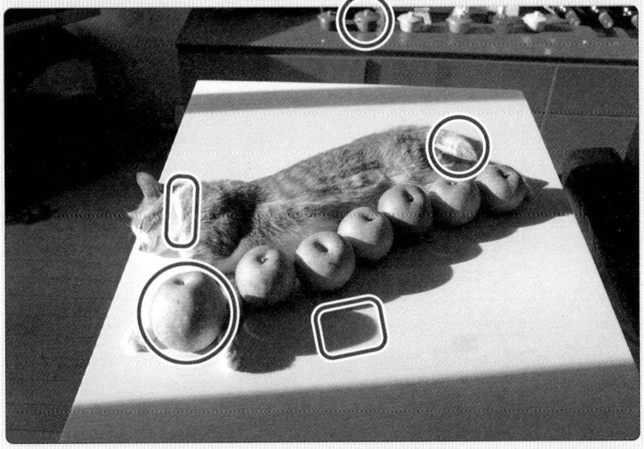

㊵とはいえねこ(P44)

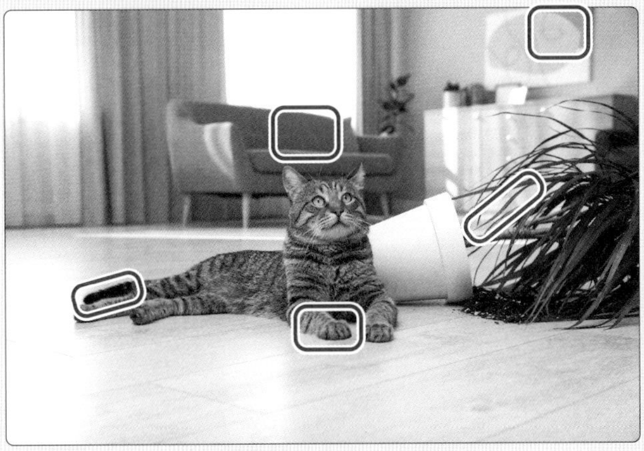

㊶どうしてこうなったねこ(P45)

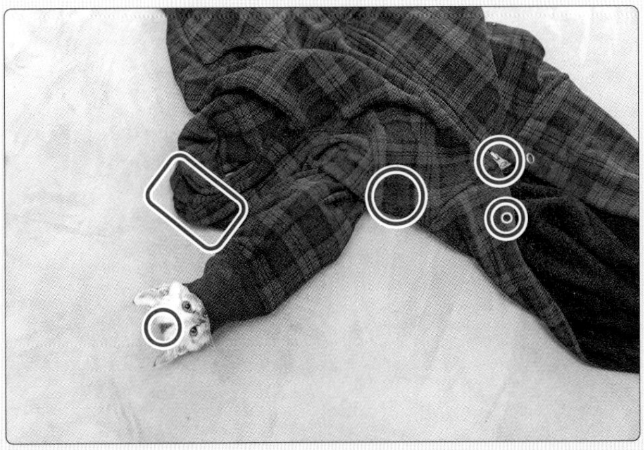

㊷新時代ねこ(P46)

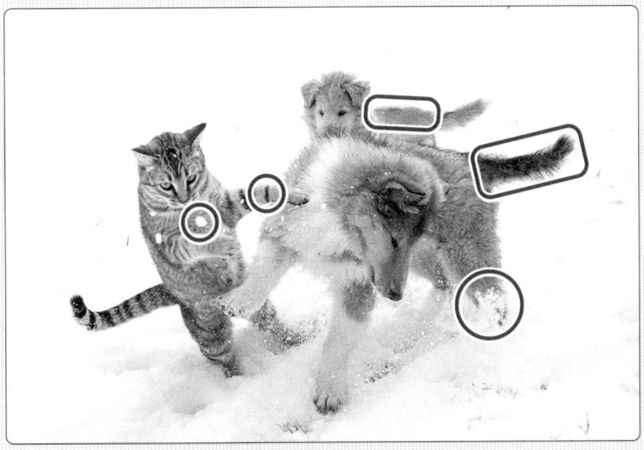

㊸見つけてねこ(P47)

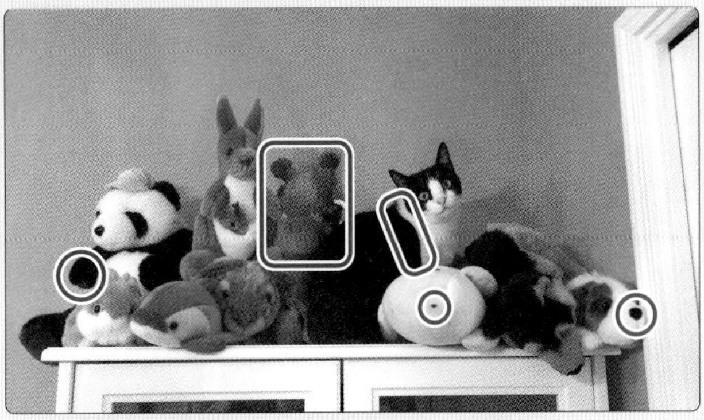

㊹ハニカミねこ(P48)

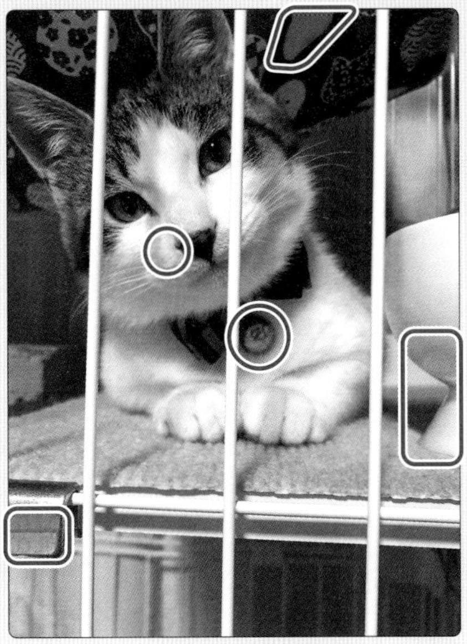

㊺月のふしぎねこ(P48)

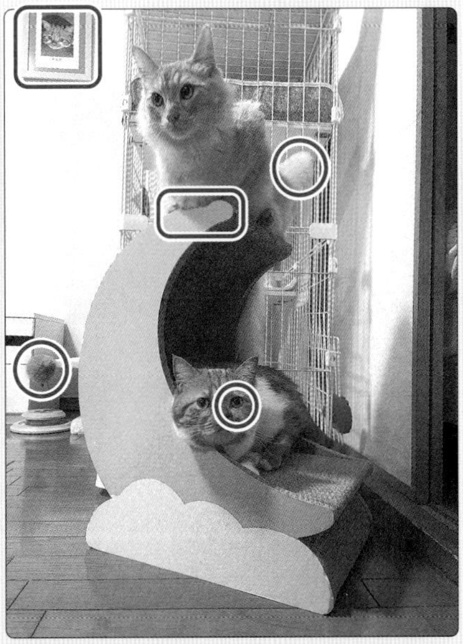

㊻そんなつもりはなかったねこ(P49)

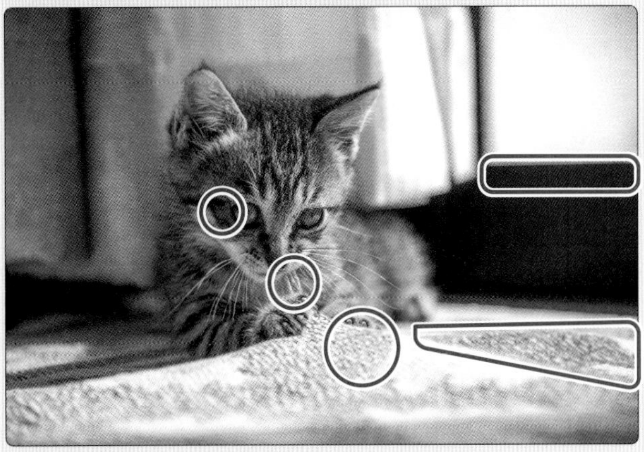

47 証拠ねこ（P50）

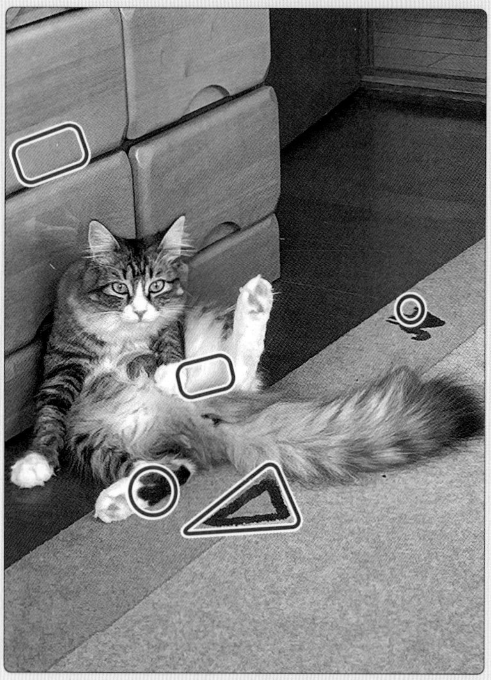

48 ちょっとまってねこ（P51）

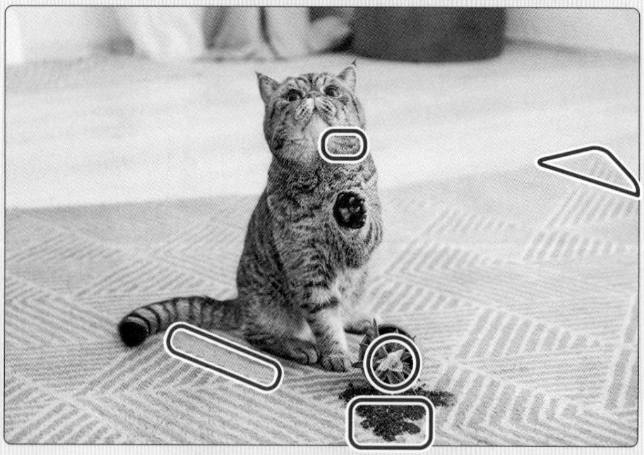

49 キャッツアイズ（P52）

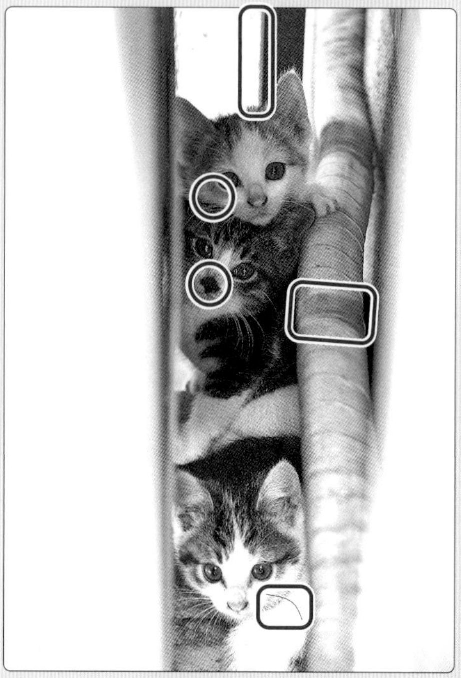

50 目撃ねこ（P53）

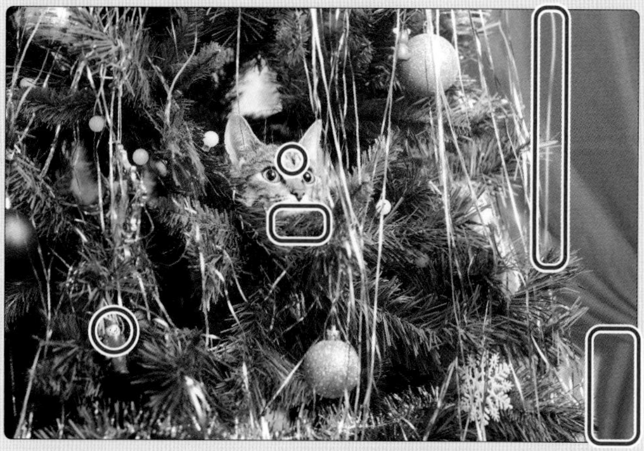

51 寝坊ねこ（P54）

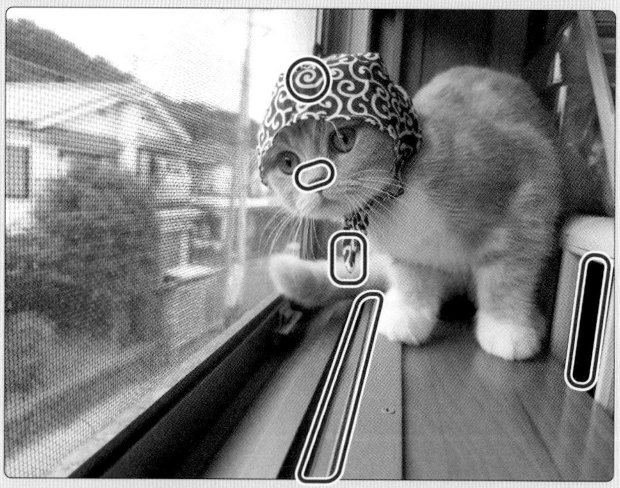

52 ストリートピニャノ（P55）

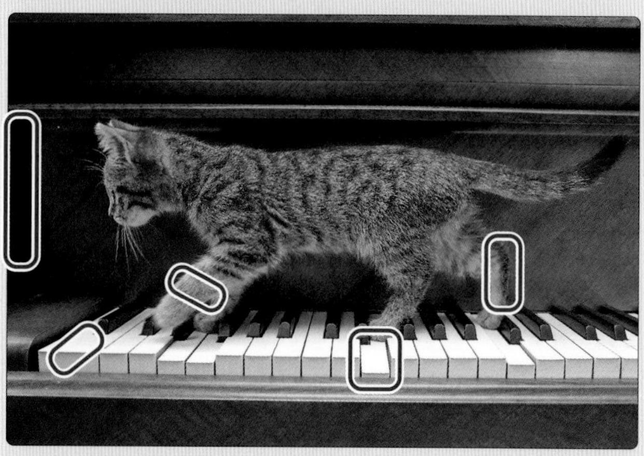

53 LOVEねこ（P56）

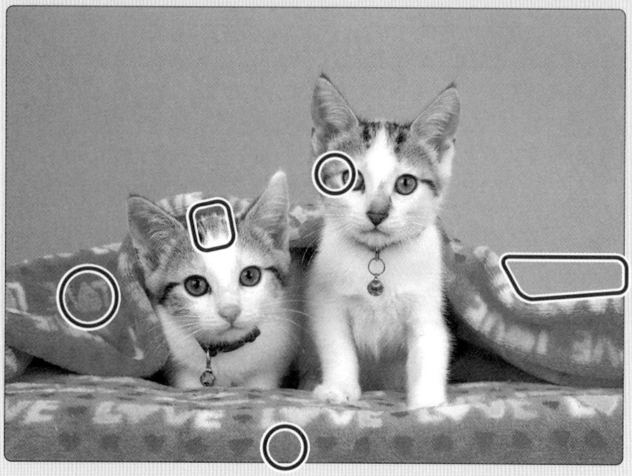

54 いす職人ねこ（P57）

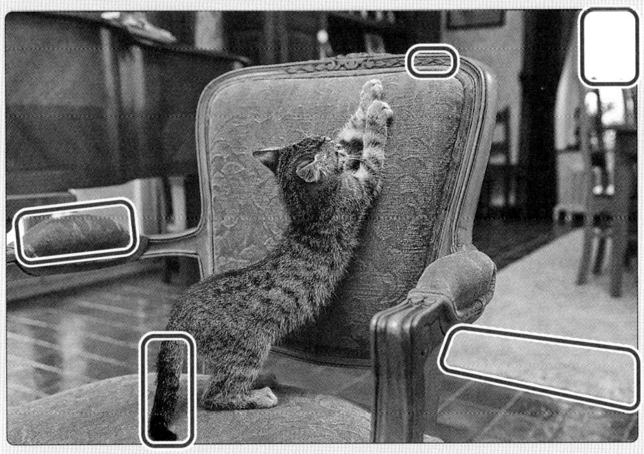

55 カメラマンねこ（P58）

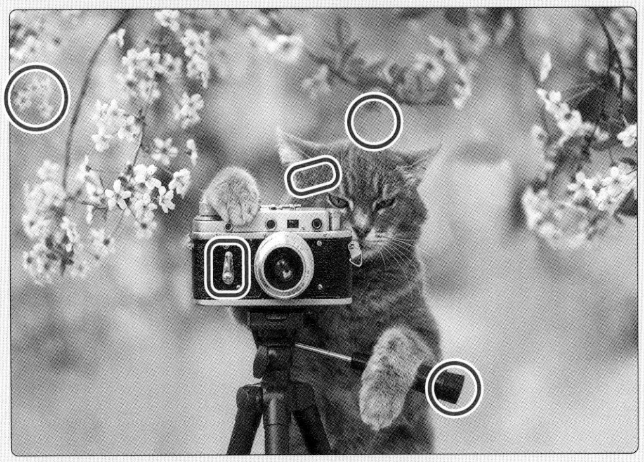

56 睡眠学習ねこ（P59）

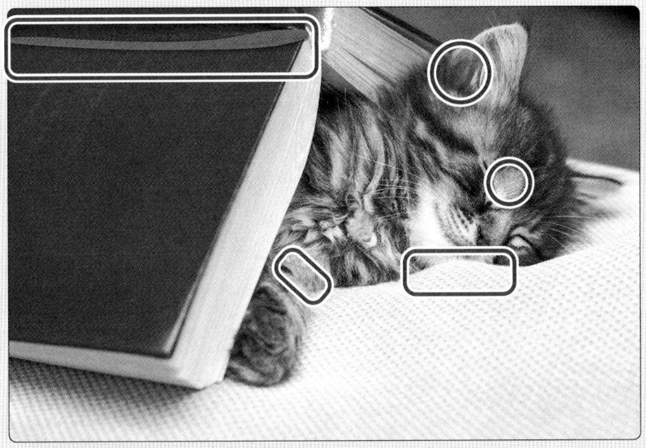

57 親子の日常ねこ（P60）

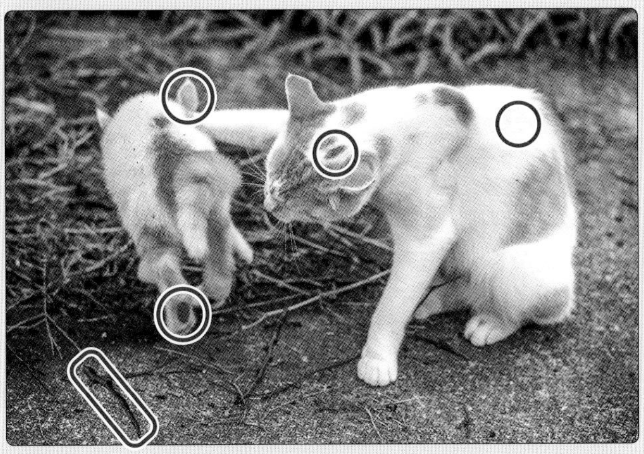

58 たんぽぽねこ（P61）

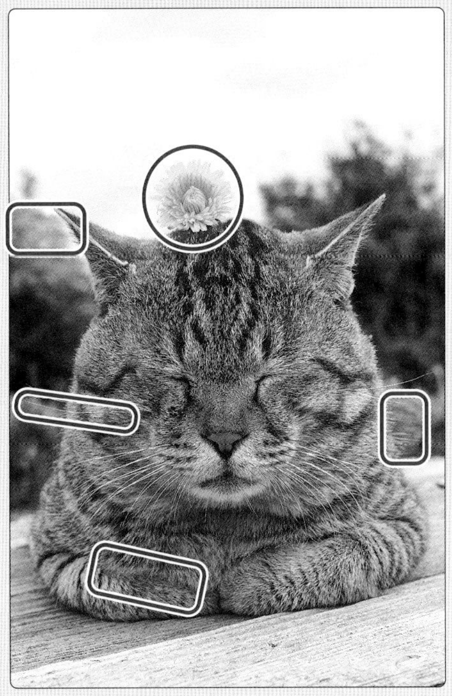

59 山の神ねこ（P62）

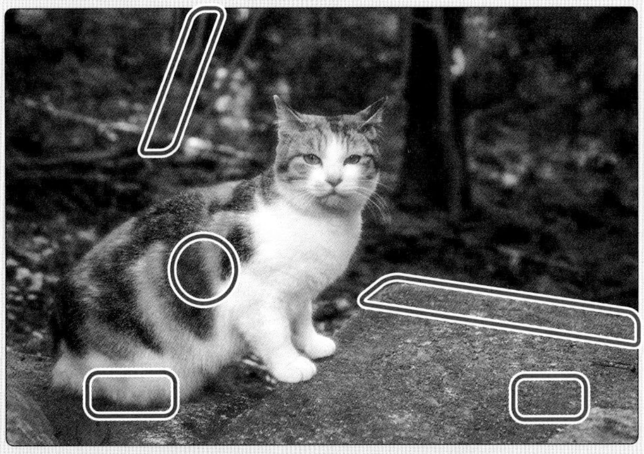

60 いっしょねこ（P63）

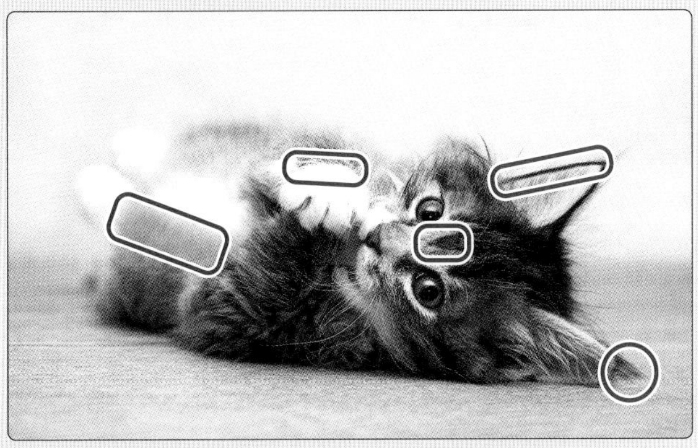

カバーの解答

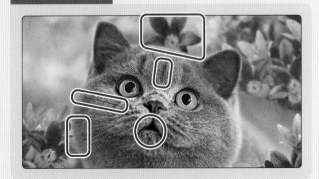

毎日脳活 スペシャル

にゃんと1分見るだけ！

記憶脳 瞬間強化

ねこのまちがいさがし ⑦

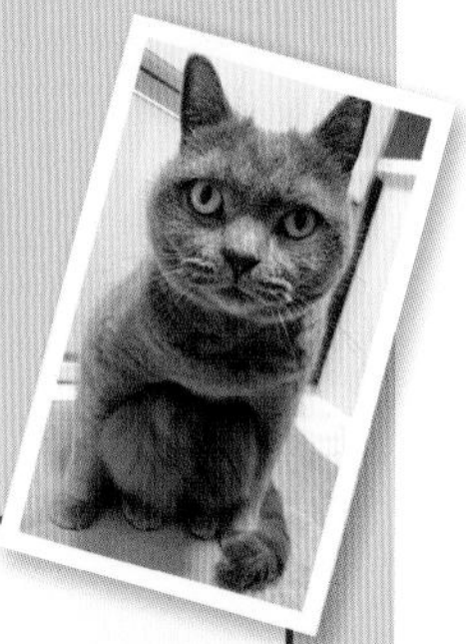

ねこの写真を大募集

『毎日脳活』編集部では、みなさまがお持ちの「ねこの魅力が伝わるかわいい写真」を大募集しています。お送りいただいた写真の中からよいものを選定し、本シリーズの「まちがいさがし」の題材として採用いたします。採用写真をお送りくださった方には薄謝を差し上げます。

送り先 neko@wks.jp

※応募は電子メールに限ります。

※お名前・年齢・ご住所・電話番号・メールアドレス・ねこの名前を明記のうえ、タイトルに「ねこの写真」と記してお送りください。

※なお、写真は、第三者の著作権・肖像権などいかなる権利も侵害しない電子データに限ります。

※写真のデータサイズが小さい、画像が粗い、画像が暗いなどの理由で掲載できない場合がございます。

ご応募をお待ちしております。

監修

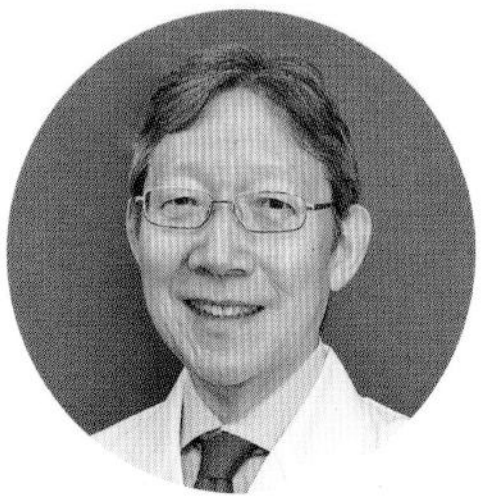

杏林大学名誉教授・医学博士

古賀良彦（こが よしひこ）

1971年に慶應義塾大学医学部卒業、88年に医学博士、90年に杏林大学医学部精神神経科学教室助教授、99年に杏林大学医学部精神神経科学教室主任教授、2016年に杏林大学医学部名誉教授に就任。現在、東京都杉並区のメンタルクリニックいわおで診療を続ける。

精神保健指定医、日本精神神経学会認定専門医、日本臨床神経生理学会認定医・名誉会員、日本催眠学会名誉理事長、日本薬物脳波学会副理事長を務める。著書・テレビ出演多数。

編集人	飯塚晃敏
編集	株式会社わかさ出版　原 涼夏　谷村明彦
装丁	遠藤康子
本文デザイン	カラーズ
問題作成	飛倉啓司　吉野晴朗　プランニングコンテンツ・プラスワン
漫画	前田達彦
写真協力	PIXTA　Adobe Stock
発行人	山本周嗣
発行所	株式会社 文響社 ホームページ　https://bunkyosha.com お問い合わせ　info@bunkyosha.com
印刷	株式会社 光邦
製本	古宮製本株式会社

この本に関するご意見・ご感想をお寄せいただく場合は、
郵送またはメール（info@bunkyosha.com）にてお送りください。